Phool Chandra
Vineet Kumar
Neetu Sachan

Cucumis trigonus: Um remédio para problemas de fígado

Phool Chandra
Vineet Kumar
Neetu Sachan

Cucumis trigonus: Um remédio para problemas de fígado

Base Farmacológica para a Actividade Hepatoprotectora

ScienciaScripts

Imprint

Any brand names and product names mentioned in this book are subject to trademark, brand or patent protection and are trademarks or registered trademarks of their respective holders. The use of brand names, product names, common names, trade names, product descriptions etc. even without a particular marking in this work is in no way to be construed to mean that such names may be regarded as unrestricted in respect of trademark and brand protection legislation and could thus be used by anyone.

Cover image: www.ingimage.com

This book is a translation from the original published under ISBN 978-620-4-20520-5.

Publisher:
Sciencia Scripts
is a trademark of
Dodo Books Indian Ocean Ltd., member of the OmniScriptum S.R.L Publishing group
str. A.Russo 15, of. 61, Chisinau-2068, Republic of Moldova Europe
Printed at: see last page
ISBN: 978-620-4-09271-3

CONTEÚDO

LISTA DE SÍMBOLOS E ABREVIATURAS

Símbolos e Abreviaturas		Formulário completo
%	:	Porcentagem
BP	:	Farmacopeia Britânica
CPCSEA	:	Comitê para fins de Controle e Supervisão de Experimentos com Animais
ADN	:	Ácido desoxiríribo nucleico
EE	:	Extrato Etanolico
EEER	:	Extrato Etanolico de *Equisetum ramosissimum*
FSC	:	Creme de sulfato de Faramycin;
HDL	:	Lepoproteína de Alta Densidade
HFD	:	dieta rica em gordura
IP.	:	Farmacopéia Indiana;
LDL	:	Lepoproteína de Baixa Densidade
TC	:	Colesterol Total
TG	:	Triglicérido
VLDL	:	Lepoproteína de Muito Baixa Densidade
	:	Micrograma

CAPÍTULO 1: INTRODUÇÃO

1 INTRODUÇÃO

Cucumis trigonus (Família: Cucurbitaceae) vulgarmente conhecido como sabor amargo. É distribuída na Índia, Ceilão, Malásia, Afeganistão, Pérsia e Norte da Austrália (Cooke e T, 1958) a planta é usada para curar várias doenças. A polpa do fruto é amarga, acre, termogênica, anti-helmíntica, tônica hepática, cardio tônica, aperitivo, expectorante e promotora do intelecto. É usado em flatulência, lepra, febre, icterícia, diabetes, tosse, bronquite, ascite, anemia, constipação, outras doenças abdominais e amência (Kirtikar e Basu, 1999a) As raízes são usadas como purgantes e as sementes são resfriadas e adstringentes. Chhattisgarh (Índia) O agricultor Chhattisgarh usa os vegetais como almoço e jantar, o que os ajuda a curar a indigestão e os ajuda a trabalhar mais tempo no campo (Oudhia e P, 2001) O extrato alcoólico da planta relatado possuir analgésico, anti-inflamatório (Naik e Abraham, 1980) atividade diurética (Naik e Abraham, 1981). O extrato aquoso de seu fruto foi relatado para mostrar atividade anti-diabética em ratos diabéticos induzidos por estreptozotocina (Salahuddin e Jalalpure, 2010a). O extrato de etanol do fruto tem valor terapêutico e profilático em isoproterenol induzido por infarto do miocárdio em ratos albinos machos Sprague dawely (Thippeswamy e Tubachi S, 2009). A planta tem atividade proteolítica e serina protease e foi relatada para ser usada como amaciante de carne (Asif e Yu, 2006) Investigações fitoquímicas em C.trigonus revelaram a presença de quatro compostos esteroidais e triterpênicos como stigma-7-en-3β-ol, stigma-7-en-3β-glucoside, Alnusenona e alnusenol em seu extrato de clorofórmio (Ulubelen e Baytop T, 1976) . A Cucurbitacina B também foi isolada do fruto (Mallavarapu e GR, 1979) A conservação de parentes silvestres de culturas cultivadas é importante para a agricultura moderna, uma vez que eles fornecem um recurso genético potencialmente útil para a reprodução e melhoramento de culturas cultivadas relacionadas A conservação de parentes silvestres de culturas cultivadas é importante para a agricultura moderna, uma vez que eles fornecem um recurso genético potencialmente útil para a reprodução e melhoramento de culturas cultivadas relacionadas (Hajjar e T, 2007) O uso de ferramentas biotecnológicas como o cultivo de tecidos vegetais para a conservação destas espécies tem sido praticado (Altman e Fryxell PA, 1990) Entre as várias estratégias de propagação in vitro de métodos de regeneração adventícia é a mais preferida, devido à sua adequação para experiências de transferência genética mediada por bactérias Agro. Embora o *C. trigonus* seja um parente selvagem do *Cucumis trigonus* cultivado hoje em dia, é também uma planta medicinal valiosa.

1.1 Doença hepática

A doença hepática é um problema mundial. O fígado é um órgão de suma importância, pois desempenha um papel essencial na manutenção do equilíbrio biológico dos vertebrados (Venkateswaran e Pari, 1997). Além disso, é o órgão-chave do metabolismo e a excreção está contínua e variadamente exposta aos xenobióticos devido à sua colocação estratégica no corpo. As toxinas absorvidas do trato intestinal ganham acesso primeiro ao fígado, resultando em uma variedade de doenças hepáticas. Assim, as doenças hepáticas continuam a ser um dos graves problemas de saúde (Karan e Vasisht K, 1999). As drogas convencionais ou sintéticas usadas no tratamento de doenças hepáticas são por vezes inadequadas e podem ter efeitos adversos graves (Mitra e Seshadri, 2000). Portanto, muitos remédios populares de origem vegetal são avaliados pelos seus possíveis efeitos antioxidantes e hepatoprotetores contra diferentes danos hepáticos induzidos por produtos químicos em animais experimentais. O modelo de hepatotoxicidade induzida pelo CCl_4 é frequentemente utilizado para a investigação dos efeitos hepatoprotectores de fármacos e extractos de plantas. Relatos sugerem que o extrato alcoólico do fruto do *Cucumis trigonus* possui diversas atividades, como a atividade anabólica analgésica, antiinflamatória e diurética. Entretanto, a literatura indica que não há evidências científicas que apóiem o efeito antidiabético do *Cucumis trigonus*. O presente estudo investiga a ação do extrato aquoso de *Cucumis* trigonus nos diferentes modelos de ratos para determinar a base científica para o uso destas plantas no tratamento da diabetes. (Salahuddin e Jalalpure, 2010a).

1.2 Enzimas proteolíticas

As enzimas proteolíticas desempenham papéis significativos em numerosos processos celulares e extracelulares. Várias proteases serinas foram isoladas de partes distintas das plantas, desde as sementes até ao látex e frutos. As proteases serínicas de plantas estão envolvidas em muitos processos fisiológicos, tais como micro esporogênese, degradação proteica, transdução e diferenciação de sinais, e em resposta hipersensível. De acordo com a classificação de Barrett e colegas de trabalho, as proteases serinas são agrupadas em seis classes, sendo a segunda maior classe as subtilisinas. Todos os membros caracterizados das subtilisinas são as tripeptidases ou endopeptidases. Poucas evidências diretas, entretanto, estão disponíveis sobre as características enzimáticas das proteases da classe das subtilisinas vegetais, exceto a cucumisina.

A Cucumisina de sarcocarpo de melão (Cucumis melo) foi a primeira planta caracterizada como protease da classe subtilisina. Ela compreendia mais de 10% do conteúdo proteico total do fruto, sugerindo que ela teve um papel importante durante o desenvolvimento do fruto. Posteriormente, mais proteases do tipo cucumisina foram isoladas de outras plantas, como Taraxacum officinale Webb, Euphorbia supine e Benincasa Hispida Var Ryukyu, e caracterizadas por sua ampla especificidade de substrato e temperatura ótima. Embora a protease tipo subitilisina do tomateiro (PR-P69) tivesse sido relacionada com a resposta hipersensível, o papel fisiológico da cucumisina é, em grande parte, desconhecido.

Até agora, as proteases cisteína são amplamente utilizadas na indústria alimentar e farmacêutica. Entretanto, suas atividades são afetadas pela oxidação do ar ou íons metálicos, e por agentes redutores ou quelantes. Em contrapartida, várias proteases serinas, incluindo proteases vegetais, não têm qualquer requisito para quaisquer co-factores. Portanto, é altamente desejável identificar e caracterizar novas proteases serinas para a utilização industrial de proteases vegetais.

Tradicionalmente, o fruto Kachri, *Cucumis trigonus* Roxburghi, tem sido utilizado como amaciador de carne no subcontinente indiano. A forte actividade amaciadora de carne dos Kachri sugeria a presença de uma grande quantidade de proteases na fruta. Por isso, escolhemos o Kachri, uma planta amplamente difundida no Paquistão, para caracterização de proteolíticas. Neste relatório, isolámos e purificámos uma nova protease serina do fruto Kachri, e elucidámos as características enzimáticas, assim como comparámos a sua homologia com outras proteases vegetais.

1.3 Hepatite

Hepatite é uma inflamação do tecidohepático. (Medline e Plus, 2007) [Algumas pessoas com hepatite não apresentam sintomas, enquanto outras desenvolvem descoloração amarela da pele e branca dos olhos (icterícia), falta deapetite, vômitos, cansaço, dorabdominal e diarréia. A hepatite é aguda se se resolve em seis meses, e crônica se dura mais de seis meses. A hepatite aguda pode resolverporsi só, progredir para a hepatite crónica, ou (raramente) resultar em insuficiênciahepáticaaguda. (Bernal e J, 2013) A hepatite crónica pode progredir para cicatrização do fígado (cirrose), insuficiênciahepática e cancro dofígado.

A hepatite é mais comumente causada pela hepatiteA, B, C, D e E dos vírus. Outras causas incluem usopesadodeálcool, certos medicamentos, toxinas, outras infecções, doençasauto-imunes e esteatosenão-alcoólica (NASH). As hepatites A e E são disseminadas principalmente por alimentos e água contaminados. A hepatite B é principalmente transmitidasexualmente, mas também pode ser transmitidadamãeparao bebê durante a gravidez ou o parto e se espalha através do sangue infectado. A hepatite C é geralmente disseminada através de sangue infectado, como pode ocorrer durante a partilha deagulhas por utilizadores dedrogasintravenosas. A Hepatite D só pode infectar pessoas já infectadas com hepatite B.

Hepatite A, B e D são evitáveis com a imunização. Os medicamentos podem ser usados para tratar a hepatite viral crônica. Os medicamentos antivirais são recomendados em todos os casos de hepatite crónica C, excepto naqueles com condições que limitam a sua esperança de vida. Não existe tratamento específico para a HAS; contudo, recomenda-se a prática de actividade física, uma dietasaudável e a perda depeso. A hepatiteauto-imune pode ser tratada com medicamentosparasuprimirosistemaimunitário. Um transplante defígado pode ser uma opção tanto na insuficiência hepática aguda como crónica.

(A)nível mundial, em 2015, a hepatite A ocorreu em cerca de 114 milhões de pessoas, a hepatite B crónica afectou cerca de 343 milhões de pessoas e a hepatite C crónica cerca de 142 milhões de pessoas. (Basra e Sarpreet, 2011) Nos Estados Unidos, a NASH afecta cerca de 11 milhões de pessoas e a hepatitealcoólica afecta cerca de 5 milhões de pessoas. (Basra e Sarpreet) Na Hepatite resultam em mais de um milhão de mortes por ano, a maioria das quais ocorrem indirectamente de cicatrizes no fígado ou de cancro do fígado. (Wang et al., 2015) Nos Estados Unidos, estima-se que a hepatite A ocorra em cerca de 2.500 pessoas por ano e resulte em cerca de 75 mortes. (Arquivado, 2016)[l] A palavra é derivada do grego hêpar), que significa "fígado", e éTheLancet.s (-ῖτις), que significa "inflamação". (Etymonline e com, 2012)

1.3.1 Sinal e Sintomas

A hepatite tem um amplo espectro de apresentações que vão desde uma completa ausência de sintomas até uma grave insuficiênciahepática. (Khalili e Burman, 2013) A forma aguda da hepatite, geralmente causada por infecção viral, é caracterizada por sintomasconstitucionais que são tipicamente auto-limitados. A hepatite crônica apresenta-se de forma semelhante, mas pode manifestar sinais e sintomas específicos da disfunção hepática com inflamação de longa duração e danos ao órgão.

1.3.2 Hepatite aguda

A hepatite aguda viral segue três fases distintas:

- A faseprodromal inicial (sintomas anteriores) envolve sintomas não específicos e semelhantes aos da gripe, comuns a muitas infecções virais agudas. Estes incluem fadiga, náuseas, vómitos, falta de apetite, dores nas articulações e dores de cabeça. A febre, quando presente, é mais comum em casos de hepatite A e E.

No final desta fase, as pessoas podem apresentar sintomas específicos do fígado, incluindo cólera (urina escura) e fezes cor de barro.

- O amarelecimentodapelee abrancuradosolhos seguem o pródromo após cerca de 1-2 semanas e podem durar até 4 semanas. (Rutherford e Dienstag, 2016) Os sintomas não específicos vistos no pródromo normalmente resolvem até esta altura, mas as pessoas desenvolverão um aumento dofígado e dor ou desconforto na parte superior direita do abdómen. 10-20% das pessoas também terão um baçoaumentado, enquanto algumas pessoas também terão uma leve perda de peso involuntária. . (Khalili e Burman, 2013)
- A fase de recuperação é caracterizada pela resolução dos sintomas clínicos da hepatite com elevações persistentes nos valoreslaboratoriaishepáticos e um fígado potencialmente aumentado de forma persistente. Espera-se que todos os casos de hepatite A e E sejam totalmente resolvidos após 1-2 meses. A maioria dos casos de hepatite B também são auto-limitados e irão resolver-se em 3-4 meses. Poucos casos de hepatite C se resolverão completamente.

Tanto a hepatiteinduzida por drogas como a hepatiteauto-imune podem apresentar-se de forma muito semelhante à hepatite viral aguda, com ligeiras variações nos sintomas, dependendo da causa. (Fontana e Hayashi, 2014) Os casos de hepatite induzida por drogas podem se manifestar com sinais sistêmicos de reação alérgica, incluindo erupção cutânea, febre, serosite (inflamação das membranas que revestem certos órgãos), eosinófilos elevados (um tipo de glóbulo branco), e supressãodaatividadeda medulaóssea.

1.3.3 Hepatite fulminante

A hepatite fulminante, ou morte maciça decélulas hepáticas, é uma complicação rara e potencialmente fatal da hepatite aguda que pode ocorrer em casos de hepatite B, D e E, além da hepatite induzida por drogas e da hepatite auto-imune. (Manns e Lohse, 2015) A complicação ocorre mais frequentemente em casos de co-infecção com hepatite B e D a uma taxa de 2-20% e em mulheres grávidas com hepatite E a uma taxa de 15-20% dos casos. Além dos sinais de hepatite aguda, as pessoas também podem demonstrar sinais de coagulopatia (estudos de coagulação anormal com hematomas e hemorragias fáceis) e encefalopatia (confusão, desorientação e sonolência). A mortalidade devida à hepatite fulminante é tipicamente o resultado de várias complicações incluindo edemacerebral, sangramentogastrointestinal, sepse, insuficiênciarespiratória, ou insuficiênciarenal.

1.3.4 Hepatite crónica

Os casos agudos de hepatite são considerados bem resolvidos dentro de um período de seis meses. Quando a hepatite é continuada por mais de seis meses, é denominada hepatite crônica. A hepatite crônica é frequentemente assintomática no início do seu curso e é detectada apenas por estudos laboratoriais hepáticos para fins de triagem ou para avaliar sintomas não específicos. (Khalili e Burman, 2013) À medida que a inflamação progride, os pacientes podem desenvolver sintomas constitucionais semelhantes à hepatite aguda, incluindo fadiga, náuseas, vômitos, falta de apetite e dores articulares. A icterícia também pode ocorrer, mas muito mais tarde no processo da doença e é tipicamente um sinal de doença avançada. A hepatite crónica interfere com as funções hormonais do fígado que podem resultar em acne, hirsute (crescimento anormal do cabelo) e amenorreia (falta de menstruação) nas mulheres. Danos extensos e cicatrizes no fígado ao longo do tempo definem a cirrose, uma condição na qual a capacidade de funcionamento do fígado é permanentemente impedida. Isto resulta em icterícia, perda de peso, coagulopatia, ascite (recolha de líquido abdominal) e edemaperiférico (inchaço das pernas). A cirrose pode levar a outras complicações potencialmente fatais, como a encefalopatiahepática, varizesesofágicas, síndromehepatorrenal e cancrodo fígado.

1.3.5 Causas

As causas da hepatite podem ser divididas nas seguintes categorias principais: infecciosas, metabólicas, isquémicas, auto-imunes, genéticas, e outras. Os agentes infecciosos incluem vírus, bactérias e parasitas. As causas metabólicas incluem medicamentos prescritos, toxinas (principalmente álcool) e doençashepáticasgordurosasnão-alcoólicas. As causas auto-imunes e genéticas da hepatite envolvem predisposições genéticas e tendem a afetar populações características.

1.3.6 Agentes Infecciosos
1.3.6.1 *Vírus*

A hepatiteviral é o tipo de hepatite mais comum em todo o mundo. A hepatite viral é causada por cinco vírus diferentes (hepatite A, B, C, D, e E). A hepatiteA e a hepatiteE comportam-se de forma semelhante: ambas são transmitidas pela viafecal-oral, são mais comuns nos países em desenvolvimento e são doenças autolimitadas que não levam à hepatite crônica.

HepatiteB, hepatiteC e hepatiteD são transmitidas quando o sangue ou as mucosas são expostos a sangue e fluidos corporais infectados, tais como sémen e secreções vaginais. Também foram encontradas partículas virais na saliva e no leite materno. No entanto, os beijos, a partilha de utensílios e a amamentação não levam à transmissão, a menos que estes fluidos sejam introduzidos em feridas ou cortes abertos.

A hepatite B e C pode apresentar-se aguda ou cronicamente. A hepatite D é um vírus defeituoso que requer a replicação da hepatite B e só é encontrada com a co-infecção da hepatite B. Em adultos, a infecção pela hepatite B é mais comumente autolimitada, com menos de 5% progredindo para o estado crônico, e 20 a 30% das pessoas cronicamente infectadas desenvolvem cirrose ou câncer de fígado. No entanto, a infecção em bebés e crianças leva frequentemente a uma infecção crónica.

Ao contrário da hepatite B, a maioria dos casos de hepatite C leva a infecções crónicas. A hepatite C é a segunda causa mais comum de cirrose nos EUA (a seguir à hepatite alcoólica). (Friedman e S, 2015) Nas décadas de 70 e 80, as transfusões de sangue foram um fator importante na propagação do vírus da hepatite C. Desde o início do rastreio generalizado dos produtos sanguíneos para a hepatite C, em 1992, o risco de adquirir a hepatite C a partir de uma transfusão de sangue diminuiu de aproximadamente 10% nos anos 70 para 1 em cada 2 milhões, actualmente.

1.3.6.2 *Parasitas*

Os parasitas também podem infectar o fígado e ativar a resposta imunológica, resultando em sintomas de hepatite aguda com aumento da IgE sérica (embora a hepatite crônica seja possível com infecções crônicas) Dos protozoários, Trypanosomacruzi, espécies dê Leishmania e as espécies de Plasmodium causadoras de malária, todos podem causar inflamação hepática. (Harder e Mehlhorn, 2008) Outro protozoário, Entamoebahistolytica, causa hepatite com abcessos hepáticos distintos. (Harder e Mehlhorn, 2008)

Dos vermes, o cestode Echinococcusgranulosus, também conhecido como ténia de cão, infecta o fígado e forma os característicos cistos hepáticos hidatidos. (Harder e Mehlhorn, 2008) Os fasciolose hepática Fasciolahepática e Clonorchissinensis vivem nos ductos biliares e causam hepatite progressiva e fibrose hepática. (Harder e Mehlhorn, 2008)

1.3.6.3 Bactérias

(A)infecção bacteriana do fígado resulta normalmente em abcessoshepáticospiogénicos, hepatite aguda ou doença hepática granulomatosa (ou crónica). (Wisplinghoff e Appleton, 2008)Abcessos piogênicos geralmente envolvem bactérias entéricas como Escherichiacoli e Klebsiellapneumoniae e são compostos de múltiplas bactérias até 50% do tempo. (Wisplinghoff e Appleton, 2008)A hepatite aguda é causada por Neisseriameningitides, Neisseriagonorrhea, Bartonellahenselae, Borreliaburgdorferi, espécies de salmonela, brucella e campylobacter. (Wisplinghoff e Appleton, 2008) A hepatite crônica ou granulomatosa é vista com infecções de espécies de micobactérias, Tropherymawhipplei, Treponemapallidum, Coxiellaburnetii, e espécies de rickettsia. (Wisplinghoff e Appleton, 2008)

1.3.7 Causas metabólicas
1.3.7.1 Álcool

(O)consumo excessivo de álcool é uma causa significativa de hepatite e é a causa mais comum de cirrose nos EUA. A hepatite alcoólica está dentro do espectro da doença dofigadoalcoólico. Esta varia em ordem de gravidade e reversibilidade da esteatosealcoólica (menos grave, mais reversível), hepatitealcoólica, cirrose e câncer de fígado (mais grave, menos reversível). A hepatite geralmente se desenvolve ao longo dos anos - exposição ao álcool, ocorrendo em 10 a 20% dos alcoólatras. (Mailliard e Sorrell, 2015) Os fatores de risco mais importantes para o desenvolvimento da hepatite alcoólica são a quantidade e a duração da ingestão de álcool. (Mailliard e Sorrell, 2015) A ingestão de álcool a longo prazo superior a 80 gramas de álcool por dia em homens e 40 gramas por dia em mulheres está associada ao desenvolvimento de hepatite alcoólica (1 cerveja ou 4 onças de vinho é equivalente a 12g de álcool). A hepatite alcoólica pode variar de hepatomegalia assintomática (fígado aumentado) a sintomas de hepatite aguda ou crônica a insuficiência hepática.

1.3.7.2 Toxinas e drogas

Muitos agentes químicos, incluindo medicamentos, toxinas industriais e suplementos dietéticos e herbais, podem causar hepatite. (Malaguarnera et al., 2012) O espectro das lesões hepáticas induzidas por drogas varia de hepatite aguda a hepatite crônica a insuficiência hepática aguda. (Malaguarnera et al., 2012) Toxinas e medicamentos podem causar lesão hepática através de uma variedade de mecanismos, incluindo danoscelulares diretos, interrupção do metabolismo celular e causando mudanças estruturais. (Lee e William, 2003)Algumas drogas como o paracetamol exibem dânos hepáticos previsíveis dose-dependentes enquanto outras, como a isoniazida, causam reações idiossincráticas e imprevisíveis que variam entre indivíduos. (Malaguarnera et al., 2012)Há grandes variações nos mecanismos de lesão hepática e período delatência desde a exposição até o desenvolvimento de doença clínica.

Muitos tipos de drogas podem causar lesão hepática, incluindo o parac analgésico (Lee e William, 2003) etamol; antibióticos como isoniazida, nitrofurantoína, amoxicilina-clavulanato, eritromicina e trimetoprim-sulfametoxazol; anticonvulsivos como valproato e fenitoína; estatinas que reduzem o colesterol; esteróides como contraceptivosorais e esteróidesanabolizantes; e terapiaanti-retroviralaltamenteactiva usada no tratamento do VIH/SIDA. Destes, o amoxicilina-clavulanato é a causa mais comum de lesão hepática induzida por drogas, e a toxicidade doparacetamol a causa mais comum de insuficiência hepática aguda nos Estados Unidos e na Europa.

Os remédiosfitoterápicos e suplementosdietéticos são outra importante causa de hepatite; estas são as causas mais comuns de hepatite induzida por drogas na Coreia. (Suk e Kim, 2012) A United-States-based DrugInducedLiverInjuryNetwork ligou mais de 16% dos casos de Hepatotoxicidade a suplementos dietéticos e herbais. Nos Estados Unidos, os suplementos dietéticos e à base de ervas - ao contrário das drogasfarmacêuticas - não são regulamentados pela FoodandDrugAdministration. No entanto, os InstitutosNacionaisdeSaúde mantêm o banco de dados LiverTox para que os consumidores possam rastrear todos os compostos conhecidos de prescrição e não prescrição associados a lesões hepáticas.

(A)exposição a outras hepatotoxinas pode ocorrer acidental ou intencionalmente através da ingestão, inalação e absorção cutânea. O tetracloretode carbono da toxina industrial e o cogumelo selvagem Amanitaphalloides são outras hepatotoxinas conhecidas. (Lee e William, 2003).

1.3.8 Fígado gorduroso não-alcoólico

A hepatite não-alcoólica está dentro do espectro da doença hepática não-alcoólica (NALD), que varia em gravidade e reversibilidade desde a doençahepáticagordurosanão-alcoólica (NAFLD) à esteato-hepatite não-alcoólica (NASH) e à cirrose hepática, semelhante ao espectro da doença hepática alcoólica.

A doença hepática não-alcoólica ocorre em pessoas com pouco ou nenhum histórico de uso de álcool e, em vez disso, está fortemente associada à síndromemetabólica, obesidade, resistência àinsulina e diabetes, e hipertrigliceridemia. Com o tempo, a doença hepática gorda não-alcoólica pode progredir para esteato-hepatite não-alcoólica, que adicionalmente envolve morte de células hepáticas, inflamação hepática e possível fibrose. Os fatores que aceleram a progressão da NAFLD para a NASH são obesidade, idade avançada, etnia americana não africana, sexo feminino, diabetes mellitus, hipertensão arterial, nível ALT ou AST mais alto, relação AST/ALT mais alta, contagem de plaquetas baixa e um escore deesteatoseultra-sonográfica.

Nos estágios iniciais (como com NAFLD e NASH precoce), a maioria dos pacientes é assintomática ou tem dor leve no quadrantesuperiordireito, e o diagnóstico é suspeito com base em testes defunçãohepática anormal. À medida que a doença progride, podem desenvolver-se sintomas típicos de hepatite crónica. Enquanto as imagens podem mostrar fígado gordo, apenas a biopsiahepática pode demonstrar inflamação e fibrose característica da HAS. 9 a 25% dos pacientes com HAS desenvolvem cirrose hepática. A EHNA é reconhecida como a terceira causa mais comum de doença hepática nos Estados Unidos.

1.3.8.1 Autoimunidade

A hepatite auto-imune é uma doença crónica causada por uma resposta imunitária anormal contra as células hepáticas. Pensa-se que a doença tem uma predisposição genética, uma vez que está associada a certos antigéniosleucócitoshumanos envolvidos na resposta imunitária. (Teufel e Galle PR, 2009) Tal como em outras doenças auto-imunes, os auto-anticorpos circulantes podem estar presentes e são úteis no diagnóstico. Os auto-anticorpos encontrados em doentes com hepatite auto-imune incluem o anticorpoantinuclear sensívelmasmenosespecífico (ANA), o anticorpo muscular liso (AME) e o anticorpocitoplasmáticoperinuclearantineutrófiloatípico(p-ANCA). Outros anticorpos auto-nucleares menos comuns mas mais específicos da hepatite auto-imune são os anticorpos contra o micro rim hepático cerca de 1 (LKM1) e o antigénio hepático solúvel (SLA). A hepatite auto-imune também pode ser desencadeada por medicamentos (como nitrofurantoína, hidralazina e metildopa), após transplante hepático, ou por vírus (como a hepatite A, o vírusEpstein-Barr ou o sarampo).

A hepatite auto-imune pode se apresentar em qualquer lugar dentro do espectro, desde a hepatite assintomática até a aguda ou crônica até a insuficiência hepática fulminante. Os pacientes são assintomáticos 25-34% das vezes e o diagnóstico é suspeito com base em testes de função hepática anormal. Até 40% dos casos estão presentes com sinais e sintomas de hepatite aguda. Tal como com outras doenças auto-imunes, a hepatite auto-imune geralmente afecta mulheres jovens (embora possa afectar doentes de qualquer sexo de qualquer idade) e os doentes podem apresentar sinais e sintomas clássicos de auto-imunidade, como fadiga, anemia, anorexia, amenorreia, acne, artrite, pleurisia, tiroidite, coliteulcerativa, nefrite e erupção cutâneamaculopapular. A hepatite auto-imune aumenta o risco de cirrose, e o risco de cancro do fígado é aumentado em cerca de 1% por cada ano da doença. Muitas pessoas com hepatite auto-imune têm outras doençasauto-imunes. (Krawitt e Edward, 2008) A hepatite auto-imune é distinta das outras doenças auto-imunes do fígado: cirrosebiliarprimária e colangiteesclerosanteprimária. No entanto, todas estas doenças podem levar a cicatrizes, fibrose e cirrose do fígado.

1.3.8.2 Genética

(As)causas genéticas da hepatite incluem deficiência dealfa-1-antitripsina, hemocromatose e doençade Wilson. Na deficiência de alfa-1-antitripsina, uma mutação co-dominante no gene da alfa-1-antitripsina resulta no acúmulo anormal da proteína AAT mutante dentro das células hepáticas, levando à doença hepática. (Teckman e Jeffrey, 2013) Hemocromatose e doença de Wilson são ambas doenças autossômicasrecessivas envolvendo armazenamento anormal de minerais. Na hemocromatose, acumulam-se quantidades excessivas de ferro em vários locais do corpo, incluindo o fígado, o que pode levar à cirrose. Na doença de Wilson, acumulam-se quantidades em excesso de cobre no fígado e no cérebro, causando cirrose e demência.

Quando o fígado está envolvido, a deficiência de alfa-1-antitripsina e a doença de Wilson tendem a se apresentar como hepatite no período neonatal ou na infância. A hemocromatose normalmente se apresenta na idade adulta, com o início da doença clínica geralmente após os 50 anos de idade.

1.3.8.3 hepatite isquêmica

A hepatiteisquémica (também conhecida como fígado em choque) resulta da redução do fluxo sanguíneo para o fígado como em choque, insuficiência cardíaca, ou insuficiência vascular. A condição é mais frequentemente associada à insuficiênciacardíaca, mas também pode ser causada por choque ou septicemia. A análiseao sangue de uma pessoa com hepatite isquémica irá mostrar níveis muito elevados de enzimastransaminase (AST e ALT). A condição geralmente se resolve se a causa subjacente for tratada com sucesso. A hepatite isquémica raramente causa lesões hepáticas permanentes.

1.3.9 Outras hepatitesneonatais

A hepatite também pode ocorrer em recém-nascidos e é atribuível a uma variedade de causas, algumas das quais não são tipicamente observadas em adultos. A infecção congênita ou perinatal com os vírus da hepatite, toxoplasma, rubéola, citomegalovírus e sífilis pode causar hepatite neonatal. Anormalidades estruturais, como atresiabiliar e cistoscoledocais, podem levar a lesãohepáticacolestática, levando à hepatite neonatal. Também estão implicadas doençasmetabólicas, tais como distúrbios dearmazenamento deglicogénio e distúrbios dearmazenamentolisossómico. A hepatite neonatal pode ser idiopática e, nestes casos, a biopsia mostra frequentemente grandes células multinucleadas no tecido hepático. Esta doença é denominada hepatite de células gigantes e pode estar associada a infecções virais, doenças auto-imunes e toxicidade de medicamentos. (Alexopoulou et al., 2003)

1.3.9.1 Mecanismo da hepatite

O mecanismo específico varia e depende da causa subjacente da hepatite. Geralmente, há um insulto inicial que causa lesão hepática e ativação de uma resposta inflamatória, que pode tornar-se crônica, levando à fibrose progressiva e cirrose. (Dienstag e JL, 2015)

1.3.10 Hepatite viral
1.3.11 Fases da doença hepática

O caminho pelo qual os vírus hepáticos causam a hepatiteviral é melhor compreendido no caso da hepatite B e C. Os vírus não causam directamente apoptose (morte celular).

(Nakamoto e Kaneko, 2003) Em vez disso, a infecção das células hepáticas activa os braços inatos e adaptativos do sistemaimunitário, levando a uma resposta inflamatória que causa danos celulares e morte. (Nakamoto e Kaneko, 2003) Dependendo da força da resposta imunológica, dos tipos de células imunológicas envolvidas e da capacidade do vírus de escapar à defesa do corpo, a infecção pode levar à eliminação (doença aguda) ou persistência (doença crônica) do vírus A presença crônica do vírus nas células hepáticas resulta em múltiplas ondas de inflamação, lesão e cicatrização deferidas que com o tempo levam à cicatrização ou fibrose e culminam em carcinomahepatocelular. (Nakamoto e Kaneko, 2003) Os indivíduos com uma resposta imunológica comprometida correm maior risco de desenvolver uma infecção crônica. Célulasassassinasnaturais são os principais condutores da resposta inata inicial e criam um ambiente de citocinas que resulta no recrutamento de células TCD4 e células TCD8citotóxicas tipoI.Interferão são as citocinas que impulsionam a resposta antiviral. Na Hepatite B e C crônica, a função natural das células assassinas é prejudicada.

1.3.12 Steatohepatitis

(A)estetohepatite é vista tanto na doença hepática alcoólica como na não alcoólica e é o culminar de uma cascata de eventos que começaram com uma lesão. No caso da esteato-hepatitenão-alcoólica, essa cascata é iniciada por alterações no metabolismo associado à obesidade, resistência à insulina e desregulamentação lipídica. (Yoon e Cha, 2014) Na hepatitealcoólica, o uso crônico de álcool em excesso é o culpado. (Chayanupatkul e Liangpunsakul, 2014) Embora o evento incitante possa ser diferente, a progressão dos eventos é semelhante e começa com o acúmulo de ácidosgraxos livres (AGL) e seus produtos de decomposição nas células hepáticas em um processo chamado esteatose. (Chayanupatkul e Liangpunsakul, 2014) Este processo inicialmente reversível ultrapassa a capacidade do hepatócito de manter a homeostase lipídica, levando a um efeito tóxico à medida que as moléculas de gordura se acumulam e são quebradas no cenário de uma respostaoxidativaestresse. . (Chayanupatkul e Liangpunsakul,2014) Com o tempo, este depósito lipídico anormal desencadeia o sistemaimunológico através do receptor4 (TLR4), resultando na produção de citocinas inflamatórias, como o TNF, que causam lesão e morte das células hepáticas. . (Chayanupatkul e Liangpunsakul, 2014) Estes eventos marcam a transição para esteato-hepatite e no cenário de lesão crônica, a fibrose eventualmente desenvolve eventos que levam a cirrose e carcinoma hepatocelular. (Yoon e Cha, 2014) Microscopicamente, as alterações que podem ser observadas incluem esteatose com hepatócitos grandes e inchados (balonamento), evidência de lesão celular e morte celular (apoptose, necrose), evidência de inflamação em particular na zona3dofígado, graus variáveis de fibrose e corpos deMallory. (Basra e Anand, 2011)

1.3.12.1 Diagnóstico

O diagnóstico da hepatite é feito com base em alguns ou todos os seguintes aspectos: sinais e sintomas da pessoa, história médica, incluindo história sexual e de uso de substâncias, exames de sangue, imagens e biópsiahepática Em geral, para hepatite viral e outras causas agudas de hepatite, os exames de sangue e o quadro clínico da pessoa são suficientes para o diagnóstico. Para outras causas de hepatite, especialmente causas crônicas, os exames de sangue podem não ser úteis. Neste caso, a biopsia hepática é o padrãoouro para estabelecer o diagnóstico: a análise histopatológica é capaz de revelar a extensão precisa e o padrão de inflamação e fibrose. Entretanto, a biópsia hepática normalmente não é o teste diagnóstico inicial porque é invasiva e está associada a um pequeno mas significativo risco de sangramento que é aumentado em pessoas com lesão hepática e cirrose.

(Os)testes sanguíneos incluem enzimashepáticas, sorologia (ou seja, para anticorpos autoanticorpos), testesnucleicos (ou seja, para DNA/RNA do vírus da hepatite), químicado sangue e causas ou estágios da hepatite. (Pratt e Kaplan, 2000) Geralmente, AST e ALT são elevadas na maioria dos casos de hepatite, independentemente de a pessoa apresentar sintomas. Entretanto, o grau de elevação (ou seja, níveis nas centenas vs. milhares), a predominância da AST vs. elevação da ALT, e a relação entre AST e ALT são informativos do diagnóstico.

O ultra-som, a TC e a RM podem identificar esteatose (alterações gordurosas) do tecido hepático e nodularidade da superfície hepática sugestiva de cirrose. (Allan e Thoirs, 2010) A TC e especialmente a ressonância magnética são capazes de fornecer um nível maior de detalhe, permitindo a visualização e caracterização de estruturas como vasos e tumores dentro do fígado. Ao contrário da esteatose e cirrose, nenhum teste de imagem é capaz de detectar inflamação hepática (ou seja, hepatite) ou fibrose. A biopsia hepática é o único teste diagnóstico definitivo que é capaz de avaliar a inflamação e fibrose hepática.

1.3.13 **Hepatite viral**

A hepatite viral é diagnosticada principalmente através de testes sanguíneos para níveis de antígenos virais (como o antígeno de superfície ou núcleo da hepatiteB), anticorpos anti-virais (como o anticorpo de superfície anti-hepatite B ou o anticorpo anti-hepatite A), ou DNA/RNA viral. Na infecção precoce (isto é, dentro de 1 semana), os anticorpos IgM são encontrados no sangue. Na infecção tardia e após a recuperação, os anticorpos IgG estão presentes e permanecem no corpo por até anos. Portanto, quando um doente é positivo para anticorpos IgG mas negativo para anticorpos IgM, é considerado imune ao vírus através de infecção e recuperação prévias ou vacinação prévia.

No caso da hepatite B, existem testes de sangue para múltiplos antígenos virais (que são diferentes componentes da partículavirional) e anticorpos. (Villar e Cruz, 2015) A combinação de antigénios e anticorpos positivos pode fornecer informações sobre o estádio da infecção (aguda ou crónica), o grau de replicação viral e a infecciosidade do vírus. (Villar e Cruz, 2015)

1.3.14 Alcoólico versus não-alcoólico

O fator diferenciador mais aparente entre esteato-hepatitealcoólica (ASH) e esteato-hepatitenão alcoólica (NASH) é um histórico de uso ou abuso de álcool. Assim, em pacientes que não fazem uso de álcool ou fazem uso negligenciável de álcool, é improvável que o diagnóstico seja de hepatite alcoólica. Entretanto, naqueles que fazem uso de álcool, o diagnóstico pode ser igualmente provável de hepatite alcoólica ou não alcoólica, especialmente se houver obesidade concomitante, diabetes e síndrome metabólica. Nesse caso, a hepatite alcoólica e não alcoólica pode ser distinguida pelo padrão de anormalidades da enzima hepática; especificamente, na esteato-hepatite alcoólica AST>ALT com proporção de AST: ALT>2:1 enquanto na esteato-hepatite não alcoólica ALT>AST com proporção de ALT: AST>1,5:1 De notar que a biopsia hepática mostra achados idênticos em pacientes com ASH e NASH, especificamente, a presença de infiltração polimorfonuclear, necrose hepatocitária e apoptose sob a forma de degeneraçãobalonar, corpos deMallory, e fibrose em torno de veias e seios nasais.

1.3.15 Prevenção da Hepatite
1.3.15.1 Hepatite A vacina
O CDC recomenda a vacina contraa hepatiteA para todas as crianças a partir de um ano de idade, bem como para aquelas que não foram imunizadas anteriormente e que correm um risco elevado de contrair a doença. (Voise e Nathan, 2011)

Para crianças de 12 meses ou mais, a vacinação é administrada como injeção no músculo em duas doses de 6 a 18 meses de intervalo e deve ser iniciada antes dos 24 meses de idade. A dosagem é ligeiramente diferente para adultos, dependendo do tipo de vacina. Se a vacina for apenas para a hepatite A, são administradas duas doses com 6-18 meses de intervalo, dependendo do fabricante. Se a vacina for combinada contra hepatiteAehepatiteB, podem ser necessárias até 4 doses.

1.3.15.2 Vacina contra a Hepatite B
O CDC recomenda a vacinação de rotina de todas as crianças com menos de 19 anos com a vacina contraa hepatiteB. Eles também a recomendam para aqueles que a desejam ou que estão em alto risco. (Voise e Nathan, 2011)

A vacinação de rotina para a hepatite B começa com a primeira dose administrada como injeção no músculo antes que o recém-nascido tenha alta do hospital. Duas doses adicionais devem ser administradas antes de a criança completar 18 meses.

Para bebés nascidos de uma mãe com positividade do antigénio superficial da hepatite B, a primeira dose é única - além da vacina, também deve ser administrada a imunoglobulina da hepatite, ambas dentro de 12 horas após o nascimento. Estes recém-nascidos também devem ser testados regularmente para detectar infecções durante, pelo menos, o primeiro ano de vida.

Existe também uma formulação combinada que inclui tantoas vacinas contraa hepatiteAcomo asvacinas contra a hepatiteB.

1.3.15.3 **Outros**

Atualmente não há vacinas disponíveis nos Estados Unidos para hepatite C ou E. Em 2015, um grupo na China publicou um artigo sobre o desenvolvimento de uma vacina contra a hepatiteE. A partir de março de 2016, o governo dos Estados Unidos estava em processo de recrutamento de participantes para o ensaio da faseIV da vacina contra a hepatite E.

1.3.16 **Mudanças comportamentais**
1.3.16.1 **Hepatite A**

Como a hepatite A é transmitida principalmente através da viaoral-fecal, a prevenção, além da vacinação, tem como principal objectivo uma boa higiene, o acesso a água limpa e o tratamento adequado dos esgotos.

1.3.16.2 **Hepatite B e C**

Como as hepatites B e C são transmitidas através do sangue e de múltiplos fluidoscorporais, a prevenção visa a triagem do sangue antes da transfusão, a abstenção do uso de drogas injetáveis, práticas seguras de agulhas e agulhas cortantes em ambientes de saúde, e práticas sexuais seguras.

1.3.16.3 **Hepatite D**

O vírus da hepatite D requer que uma pessoa seja infectada primeiro com o vírus da hepatite B, pelo que os esforços de prevenção devem concentrar-se em limitar a propagação da hepatite B. Nas pessoas com infecção crónica por hepatite B e em risco de super-infecção com o vírus da hepatite D, as estratégias de prevenção são as mesmas que para a hepatite B.

1.3.16.4 Hepatite E

A Hepatite E é transmitida principalmente pela via oral-fecal, mas também pode ser transmitida pelo sangue e da mãe para o feto. O pilar da prevenção da hepatite E é semelhante ao da hepatite A (isto é, boas práticas de higiene e água limpa).

1.3.16.5 Hepatite Alcoólica

Como o consumo excessivo de álcool pode levar à hepatite e cirrose, as seguintes são recomendações máximas para o consumo de álcool:

- Mulheres - ≤ 3 bebidas em qualquer dia e ≤ 7 bebidas por semana
- Homens - ≤ 4 bebidas em qualquer dia e ≤ 14 bebidas por semana

1.3.17 Tratamento da Hepatite

O tratamento da hepatite varia de acordo com o tipo, seja ela aguda ou crônica, e com a gravidade da doença.

- Actividade - Muitas pessoas com hepatite preferem descansar na cama, embora não seja necessário evitar toda a actividade física durante a recuperação.
- Dieta - Recomenda-se uma dieta rica em calorias. Muitas pessoas desenvolvem náuseas e não podem tolerar alimentos mais tarde no dia, por isso a maior parte da ingestão pode ser concentrada na parte inicial do dia. Na fase aguda da doença, a alimentação intravenosa pode ser necessária se os pacientes não puderem tolerar os alimentos e tiverem uma ingestão oral pobre após náuseas e vómitos.
- Drogas - As pessoas com hepatite devem evitar o consumo de drogas metabolizadas pelo fígado. Os glicocorticóides não são recomendados como opção de tratamento para a hepatite viral aguda e podem até causar danos, como o desenvolvimento de hepatite crónica.
- Precauções - Precauçõesuniversais devem ser observadas. Geralmente não é necessário isolamento, excepto nos casos de hepatite A e E que têm incontinência fecal, e nos casos de hepatite B e C que têm hemorragias incontroladas.

1.3.17.1 **Hepatite A**

A hepatite A normalmente não progride para um estado crónico, e raramente requer hospitalização. O tratamento é de apoio e inclui medidas como a hidratação intravenosa (IV) e a manutenção de uma nutrição adequada.

Raramente as pessoas com o vírus da hepatite A podem desenvolver rapidamente insuficiência hepática, denominada insuficiência hepática fulminante, especialmente os idosos e aqueles que tinham uma doença hepática pré-existente, especialmente a hepatite C. Os factores de risco de mortalidade incluem maior idade e hepatite crónica C. Nestes casos, pode ser necessária uma terapia de suporte e transplante hepático mais agressiva.

1.3.17.2 **Hepatite B**

Em pacientes saudáveis, 95-99% recupera sem efeitos duradouros, e o tratamento antiviral não se justifica. A idade e as condições mórbidas podem resultar em uma doença mais prolongada e grave. Alguns pacientes justificam a hospitalização, especialmente aqueles que apresentam sinais clínicos de ascite, edema periférico e encefalopatia hepática, e sinais laboratoriais de hipoglicemia, tempo prolongado deprotrombina, baixa albumina sérica e bilirrubina sérica muito alta.

Nestes casos agudos raros e mais graves, os pacientes têm sido tratados com sucesso com terapia antiviral semelhante à utilizada nos casos de hepatite B crônica, com análogos nucleósidos como o entecavir ou o tenofovir. Como há uma escassez de dados de ensaios clínicos e os medicamentos utilizados no tratamento são propensos a desenvolver resistência, os especialistas recomendam reservar o tratamento para os casos agudos graves, e não para os leves a moderados.

O manejo da hepatite B crônica tem como objetivo controlar a replicação viral, que está correlacionada com a progressão da doença. Sete medicamentos são aprovados nos Estados Unidos.   O interferãoalfa injetável foi a primeira terapia aprovada para a hepatite B crônica. Tem vários efeitos colaterais, a maioria dos quais são reversíveis com a remoção da terapia, mas tem sido suplantada por novos tratamentos para esta indicação. Estes incluem o interferão de acção prolongada ligado ao polietilenoglicol (interferão peguilado) e os análogos orais de nucleósidos.

- O interferãopeguilado (PEG IFN) é doseado apenas uma vez por semana como injeção subcutânea e é mais conveniente e eficaz do que o interferão padrão. Embora não desenvolva resistência como muitos dos antivirais orais, é mal tolerado e requer um controlo rigoroso. O PEG IFN é estimado em cerca de $18.000 por ano nos Estados Unidos, em comparação com $2.500-8.700 para os medicamentos orais; no entanto, sua duração de tratamento é de 48 semanas, ao contrário dos antivirais orais, que requerem tratamento indefinido para a maioria dos pacientes (mínimo de 1 ano). O PEG IFN não é eficaz em pacientes com altos níveis de atividade viral e não pode ser usado em pacientes imunossuprimidos ou portadores de cirrose.
- Lamivudina foi o primeiro análogo aprovado de nucleósido oral. Embora eficaz e potente, a lamivudina foi substituída por tratamentos mais recentes e potentes no mundo ocidental e já não é recomendada como tratamento de primeira linha. No entanto, ainda é utilizada em áreas onde os agentes mais recentes não foram aprovados ou são demasiado caros. Geralmente, o curso do tratamento é de no mínimo um ano com um mínimo de seis meses adicionais de "terapia de consolidação". Com base na resposta viral, pode ser necessária uma terapia mais longa, e certos pacientes requerem uma terapia de longo prazo indefinida. Devido a uma resposta menos robusta em pacientes asiáticos, recomenda-se que a terapia deconsolidação seja estendida para pelo menos um ano. Todos os pacientes devem ser monitorados para reativação viral, que se identificada, requer o reinício do tratamento. A lamivudina é geralmente segura e bem tolerada. Muitos pacientes desenvolvem resistência, que está correlacionada com uma maior duração do tratamento. Se isso ocorrer, um antiviral adicional é adicionado. A lamivudina como tratamento único é contra-indicada em pacientes infectados com HIV, já que a resistência se desenvolve rapidamente, mas pode ser usada como parte de um regime multirresistente.

- Adefovirdipivoxil, um análogo nucleotídico, tem sido usado para suplementar a lamivudina em pacientes que desenvolvem resistência, mas já não é recomendado como terapia de primeira linha.

- O entecavir é seguro, bem tolerado, menos propenso a desenvolver resistência e o mais potente dos antivirais da hepatite B existentes; é, portanto, uma opção de tratamento de primeira linha. Não é recomendado para pacientes resistentes à lamivudina ou como monoterapia em pacientes seropositivos.

- **A telbivudina** é eficaz mas não é recomendada como tratamento de primeira linha; em comparação com o **Entecavir,** é simultaneamente menos potente e mais resistente.

- O tenofovir é um análogo nucleotídico e um medicamento anti-retroviral que também é usado para tratar a infecção pelo HIV. É preferido ao adefovir tanto em pacientes resistentes à lamivudina como como tratamento inicial, uma vez que é mais potente e menos susceptível de desenvolver resistência. Os tratamentos de primeira linha atualmente utilizados incluem PEG IFN, **Entecavir,** e tenofovir, sujeitos à preferência do paciente e do médico. O início do tratamento é orientado pelas recomendações da Associação Americana para o Estudo das Doenças Hepáticas (AASLD) e da Associação Européia para o Estudo do Fígado (EASL) e se baseia em níveis virais detectáveis, HBeAg estado positivo ou negativo, níveis ALT e, em certos casos, histórico familiar de CHC e biópsia hepática. Em pacientes com cirrose compensada, o tratamento é recomendado independentemente do HBeAg ou do nível ALT, mas as recomendações diferem quanto aos níveis de DNA do HBV; AASLD recomenda o tratamento com níveis de DNA detectáveis acima de 2×10^3 UI/mL; EASL e OMS recomendam o tratamento quando os níveis de DNA do HBV são detectáveis em qualquer nível. Em pacientes com cirrose descompensada, o tratamento e avaliação para transplante hepático são recomendados em todos os casos se o DNA do VHB for detectável. Atualmente, o tratamento com múltiplos medicamentos não é recomendado no tratamento do

VHB crônico, pois não é mais eficaz a longo prazo do que o tratamento individual com **Entecavir ou tenofovir.**

1.3.17.3 **Hepatite C**

A American Association for the Study of Liver Diseases and the Infectious Diseases Society of America (AASLD-IDSA) recomenda tratamento antiviral para todos os pacientes com infecção crônica pela hepatite C, exceto para aqueles com condições médicas crônicas adicionais que limitam sua expectativa de vida.

Uma vez adquirido, a persistência do vírus da hepatite C é a regra, resultando em hepatite C crônica. O objetivo do tratamento é a prevenção do carcinoma hepatocelular (CHC)(Messori e Badiani, 2015). A melhor forma de reduzir o risco a longo prazo do CHC é conseguir uma resposta virológica sustentada (SVR)(Messori e Badiani, 2015). A RVS é definida como uma carga viral indetectável às 12 semanas após a conclusão do tratamento e indica uma cura. Os tratamentos actualmente disponíveis incluem medicamentos antivirais de acção indirecta e directa. Os antivirais de acção indirecta incluem o interferãopeguilado (PEG IFN) e a ribavirina (RBV), que, em combinação, têm sido historicamente a base da terapia para o HCV. A duração e resposta a estes tratamentos varia de acordo com o genótipo. Estes agentes são pouco tolerados mas ainda são utilizados em algumas áreas com poucos recursos. Em países de recursos elevados, eles têm sido suplantados por agentes antivirais de ação direta, que apareceram pela primeira vez em 2011; estes agentes têm como alvo proteínas responsáveis pela replicação viral e incluem as três classes seguintes:

- NS3/4A inibidores deprotease, incluindo telaprevir, boceprevir, simeprevir, e outros
- Inibidores de NS5A, incluindo ledipasvir, daclatasvir, e outros
- Inibidores da polimerase NS5B, incluindo sofosbuvir, dasabuvir, e outros

Estes medicamentos são utilizados em várias combinações, por vezes combinados com ribavirina, com base no genótipo do paciente, delineados como genótipos 1-6. O genótipo 1 (GT1), que é o genótipo mais prevalecente nos Estados Unidos e em todo o mundo, pode agora ser curado com um regime antiviral de acção directa. A terapia de primeira linha para o GT1 é uma combinação de sofosbuvir e ledipasvir (SOF/LDV) durante 12 semanas para a maioria dos pacientes, incluindo aqueles com fibrose avançada ou cirrose. Alguns pacientes com doença precoce precisam de apenas 8 semanas de tratamento, enquanto aqueles com fibrose avançada ou cirrose que não responderam ao tratamento anterior precisam de 24 semanas. O custo continua sendo um fator importante limitando o acesso a esses medicamentos, particularmente em nações de poucos recursos; o custo do regime GT1 de 12 semanas (SOF/LDV) foi estimado em US$94.500.

1.3.17.4 **Hepatite D**

A Hepatite D é difícil de tratar e faltam tratamentos eficazes. Interferon alfa provou ser eficaz na inibição da atividade viral, mas apenas temporariamente.

1.3.17.5 **Hepatite E**

Semelhante à hepatite A, o tratamento da hepatite E é de apoio e inclui descanso e garantia de nutrição e hidratação adequadas. A hospitalização pode ser necessária para casos particularmente graves ou para mulheres grávidas.

1.3.17.6 **Hepatite Alcoólica**

(O)tratamento de primeira linha da hepatite alcoólica é o tratamento do alcoolismo. Para aqueles que se abstêm completamente do álcool, a reversão da doença hepática e uma vida mais longa são possíveis; os pacientes em todas as fases da doença têm se mostrado beneficiados pela prevenção de lesões hepáticas adicionais. Além do encaminhamento para psicoterapia e outros programas de tratamento, o tratamento deve incluir avaliação e tratamento nutricional e psicossocial (Singh et al., 2015). Os pacientes também devem ser tratados adequadamente para sinais e sintomas relacionados, tais como ascite, encefalopatia hepática e infecção.

A hepatite alcoólica severa tem um mau prognóstico e é notoriamente difícil de tratar. (Singh, et al., 2015) Sem qualquer tratamento, 20-50% dos pacientes podem morrer no prazo de um mês, mas as evidências mostram que o tratamento pode prolongar a vida para além de um mês (ou seja, reduzir a mortalidade a curto prazo). (Singh, et al., 2015) As opções de tratamento disponíveis incluem pentoxifilina (PTX), que é um inibidor não específico doTNF, corticosteróides, como prednisona ou prednisolona (SC), corticosteróides com N-acetilcisteína (SC com NAC) e corticosteróides com pentoxifilina (SC com PTX). (Singh, et al., 2015) Os dados sugerem que os CS sozinhos ou CS com CNA são mais eficazes na redução da mortalidade a curto prazo. (Singh, et al., 2015) Infelizmente, os corticosteróides estão contra-indicados em alguns pacientes, como aqueles que têm hemorragia gastrointestinal ativa, infecção, insuficiência renal ou pancreatite. Nestes casos, a PTX pode ser considerada caso a caso, em vez da SC; algumas evidências mostram que a PTX é melhor que nenhum tratamento e pode ser comparável à SC, enquanto outros dados não mostram evidência de benefício em relação ao placebo. (Singh, et al., 2015) Infelizmente, não existem actualmente tratamentos medicamentosos que diminuam o risco de morte destes pacientes a longo prazo, com 3-12 meses ou mais. (Singh, et al., 2015)

Fracas evidências sugerem que extratos de cardo deleite podem melhorar a sobrevivência na doença hepática alcoólica e melhorar certos testes hepáticos (bilirrubina sérica e GGT) sem causar efeitos colaterais, mas uma recomendação firme não pode ser feita a favor ou contra o cardo de leite sem mais estudos.

1.3.18 Prognóstico da Hepatite
1.3.18.1 Hepatite aguda

Quase todos os pacientes com infecções por hepatite A recuperam completamente sem complicações, caso estivessem saudáveis antes da infecção. Do mesmo modo, as infecções agudas da hepatite B têm um curso favorável para uma recuperação completa em 95-99% dos pacientes. [16] Entretanto, certos fatores podem retratar um desfecho mais desfavorável, como condições médicas co-mórbidas ou sintomas iniciais de ascite, edema ou encefalopatia. Em geral, a taxa de mortalidade para hepatite aguda é baixa: ~0,1% no total para casos de hepatite A e B, mas as taxas podem ser maiores em certas populações (super infecção tanto com hepatite B como com D, mulheres grávidas, etc.).

Em contraste com a hepatite A e B, a hepatite C acarreta um risco muito maior de progredir para a hepatite crônica, aproximando-se dos 85-90%. Tem sido relatado que a cirrose se desenvolve em 20-50% dos pacientes com hepatite crónica C.

Outras complicações raras da hepatite aguda incluem pancreatite, anemiaaplástica, neuropatiaperiférica e miocardite.

1.3.18.2 *Hepatite fulminante*

Apesar do curso relativamente benigno da maioria dos casos de hepatite viral, a hepatite fulminante representa uma complicação rara mas temida (Smedile e al, 1981). A hepatite fulminante ocorre mais frequentemente na hepatite B, D e E. Cerca de 1-2% dos casos de hepatite E podem levar à hepatite fulminante, mas as mulheres grávidas são particularmente susceptíveis, ocorrendo em até 20% dos casos. (Khuroo e EM, 1981)As taxas de mortalidade em casos de hepatite fulminante aumentam mais de 80%, mas os pacientes que sobrevivem frequentemente recuperam completamente. O transplante hepático pode salvar vidas em pacientes com insuficiência hepática fulminante (Gill e R, 2001).

As infecções por hepatite D podem transformar os casos benignos de hepatite B em hepatite grave e progressiva, um fenómeno conhecido como super-infecção. (Smedile e al, 1981)

1.3.18.3 Hepatite crónica

As infecções agudas por hepatite B tornam-se menos susceptíveis de progredir para formas crónicas à medida que a idade do paciente aumenta, com taxas de progressão que se aproximam dos 90% em casos de transmissão vertical de bebés, em comparação com o risco de 1% em adultos jovens. Em geral, a taxa de sobrevivência de 5 anos para a hepatite B crônica varia de 97% em casos leves a 55% em casos graves com cirrose.

A maioria dos pacientes que adquirem hepatite D ao mesmo tempo que a hepatite B (co-infecção) recupera sem desenvolver uma infecção crónica; contudo, nas pessoas com hepatite B que adquirem posteriormente hepatite D (superinfecção[)] [a] infecção crónica é muito mais comum a 80-90% e a progressão da doença hepática é acelerada.

A hepatite C crônica progride para cirrose, com estimativas de prevalência de cirrose de 16% aos 20 anos após a infecção. Embora as principais causas de mortalidade na hepatite C sejam a doença hepática em fase terminal, o carcinoma hepatocelular é uma complicação adicional importante a longo prazo e causa de morte na hepatite crónica.

(As)taxas de mortalidade aumentam com a progressão da doença hepática subjacente. Séries de pacientes com cirrose compensada devido ao HCV mostraram taxas de sobrevida de 3, 5 e 10 anos de 96, 91 e 79%, respectivamente. (Fattovich e G, 1997) A taxa de sobrevida em 5 anos cai para 50% se a cirrose for descompensada.

1.3.19 Epidemiologia da hepatite
1.3.19.1 *Hepatite A*

A hepatite A é encontrada em todo o mundo e manifesta-se como grandes surtos e epidemias associadas à contaminação fecal das fontes de água e alimentos. Hepatite A infecção viral é predominante em crianças de 5-14 anos de idade com infecção rara de lactentes. As crianças infectadas têm pouca ou nenhuma doença clínica aparente, ao contrário dos adultos, nos quais mais de 80% são sintomáticos se infectados. As taxas de infecção são mais elevadas em países de poucos recursos, com saneamento público inadequado e grandes populações concentradas. Nessas regiões, até 90% das crianças com menos de 10 anos de idade foram infectadas e são imunes, correspondendo tanto a taxas mais baixas de doença clinicamente sintomática como a surtos. A disponibilidade de uma vacina infantil reduziu significativamente as infecções nos Estados Unidos, com uma incidência decrescente em mais de 95% a partir de 2013. Paradoxalmente, as maiores taxas de novas infecções ocorrem agora em adultos jovens e adultos que apresentam doenças clínicas piores. As populações específicas com maior risco incluem: viajantes para regiões endêmicas, homens que fazem sexo com homens, aqueles com exposição ocupacional a primatas não humanos, indivíduos com distúrbios decoagulação que receberam fatores decoagulação, indivíduos com histórico de doençahepáticacrônica, onde a co-infecção com hepatite A pode levar à hepatite fulminante, e usuários de drogas intravenosas (raras).

1.3.19.2 *Hepatite B*

A HepatiteB é a causa mais comum de hepatite viral no mundo com mais de 240 milhões de portadores crônicos do vírus, 1 milhão dos quais nos Estados Unidos. Em aproximadamente dois terços dos pacientes que desenvolvem infecção aguda pela hepatite B, não é evidente qualquer exposição identificável. Dos infectados agudamente, 25% tornam-se portadores vitalícios do vírus. O risco de infecção é maior entre os usuários de drogas intravenosas, indivíduos com comportamentos sexuais de alto risco, profissionais de saúde, indivíduos com histórico de múltiplas transfusões, pacientes de transplante de órgãos, pacientes de diálise e recém-nascidos infectados durante o processo de nascimento. Cerca de 780.000 mortes no mundo são atribuídas à hepatite B. As regiões mais endêmicas estão na África Subsaariana e na Ásia Oriental, onde até 10% dos adultos são portadores crônicos. As taxas de portadoras nos países desenvolvidos são significativamente mais baixas, abrangendo menos de 1% da população. Nas regiões endêmicas, pensa-se que a transmissão esteja associada à exposição durante o nascimento e ao contato próximo entre bebês jovens.

1.3.19.3 *Hepatite C*

A hepatiteC crónica é uma das principais causas de cirrose hepática e carcinoma hepatocelular. (Rosen e R, 2011) É uma razão médica comum para o transplante hepático devido às suas graves complicações. (Rosen e R, 2011) Estima-se que 130-180 milhões de pessoas no mundo são afectadas por esta doença, representando um pouco mais de 3% da população mundial. (Rosen e R, 2011) Nas regiões em desenvolvimento da África, Ásia e América do Sul, a prevalência pode chegar a 10% da população. No Egito, taxas de infecção por hepatite C tão altas quanto 20% foram documentadas e estão associadas à contaminação iatrogênica relacionada ao tratamento da esquistossomose na década de 1950-1980. Atualmente, nos Estados Unidos, estima-se que cerca de 3,5 milhões de adultos estejam infectados. A hepatite C é particularmente prevalente entre as pessoas nascidas entre 1945-1965, um grupo de cerca de 800.000 pessoas, com prevalência tão alta quanto 3,2% contra 1,6% na população geral dos Estados Unidos. A maioria dos portadores crónicos de hepatite C desconhece o seu estado de infecção. O modo mais comum de transmissão do vírus da hepatite C é a exposição a produtos sanguíneos através de transfusões de sangue e injecção de drogas intravenosas. Um histórico de injeção intravenosa de drogas é o fator de risco mais importante para a hepatite crônica C. (Rosen e R, 2011) outras populações suscetíveis incluem indivíduos com comportamento sexual de alto risco, bebês de mães infectadas e profissionais de saúde.

1.3.19.4 *Hepatite D*

O vírus da hepatiteD causa hepatite crônica e fulminante no contexto da co-infecção com o vírus da hepatite B. É transmitido principalmente por contacto não sexual e através de agulhas. A susceptibilidade à hepatite D difere por região geográfica. Nos Estados Unidos e no norte da Europa, as populações de risco são os usuários de drogas intravenosas e os indivíduos que recebem múltiplas transfusões. No Mediterrâneo, a hepatite D é predominante entre os indivíduos co-infectados com o vírus da hepatite B.

1.3.19.5 *Hepatite E*

Semelhante à Hepatite A, a hepatiteE manifesta-se como grandes surtos e epidemias associadas à contaminação fecal das fontes de água. É responsável por mais de 55.000 mortes anuais, com aproximadamente 20 milhões de pessoas em todo o mundo que se pensa estarem infectadas pelo vírus. Afeta predominantemente adultos jovens, causando hepatite aguda. Em mulheres grávidas infectadas, a infecção por hepatite E pode levar à hepatite fulminante com taxas de mortalidade no terceiro trimestre de até 30%. Os indivíduos com sistemas imunitários enfraquecidos, como os receptores de transplantes de órgãos, também são susceptíveis. A infecção é rara nos Estados Unidos, mas as taxas são altas no mundo em desenvolvimento (África, Ásia, América Central e Oriente Médio). Muitos genótipos existem e estão distribuídos de forma diferente ao redor do mundo. Há algumas evidências de infecção por hepatite E de animais, servindo como reservatório para a infecção humana.

1.4 Icterícia:

A icterícia é uma condição em que a pele, a esclera (branca dos olhos) e as membranas mucosas ficam amarelas. Esta cor amarela é causada por um alto nível de bilirrubina, um pigmento biliar de cor amarela alaranjada. A bilirrubina é um fluido secretado pelo fígado. A bilirrubina é formada a partir da decomposição dos glóbulos vermelhos.

O fígado é o órgão chave no metabolismo, desintoxicação e função secretora do organismo. Ele também regula importantes funções metabólicas. Está envolvido com quase todas as vias bioquímicas de crescimento, luta contra doenças, fornecimento de nutrientes, fornecimento de energia e reprodução. Na Índia, numerosas plantas medicinais e suas formulações são utilizadas em práticas etno-médicas e no sistema tradicional de medicina para doenças hepáticas.

 Portanto, a procura de medicamentos eficazes e seguros para as doenças hepáticas continua a ser uma área de interesse. Os fármacos à base de plantas são amplamente prescritos mesmo quando os seus componentes biologicamente activos são desconhecidos devido à sua eficácia, menos efeitos secundários e custo relativamente baixo. Apesar dos enormes avanços da medicina alopática, não existe nenhum medicamento antihepatotóxico eficaz até à data. Sabe-se que os fármacos vegetais desempenham um papel vital no tratamento de doenças hepáticas. A planta *Cucumis trigonus* pertence à família Cucurbitaceae. É comumente conhecida como "Thummittikai" em tâmil, "Vishala" em sânscrito e "Bitter gourd" em inglês e é originária da Índia, Ceilão, Malásia, Norte da Austrália, Afeganistão e Pérsia Os frutos do *Cucumis trigonus* são relatados como sendo úteis no tratamento da lepra, febre, icterícia, diabetes, tosse, bronquite, anemia, constipação e outros distúrbios abdominais O extracto alcoólico do fruto do *Cucumis trigonus* demonstrou possuir várias actividades, tais como a actividade anabólica. Atividade analgésica, anti-inflamatória e diurética. Recentemente foi relatada a sua actividade proteolítica e serina protease Nenhuma outra investigação bioquímica foi realizada sobre a actividade Hepatoprotectora dos frutos do *Cucumis trigonus* em ratos experimentais. Assim, a presente investigação foi realizada para estudar a actividade Hepatoprotectora do extracto etanólico dos frutos do *Cucumis trigonus* sobre a toxicidade hepática induzida pelo paracetamol em ratos albinos. [64]

O fígado também está envolvido nos processos bioquímicos de crescimento, fornecimento de nutrientes, fornecimento de energia e reprodução. Além disso, auxilia no metabolismo de carboidratos e gorduras, na secreção da bílis e no armazenamento de vitaminas [64] A doença hepática é um termo que indica danos às células, tecidos, estrutura ou função hepática, e esses danos podem ser induzidos por fatores biológicos (bactérias, vírus e parasitas) e doenças auto-imunes (hepatite imune, cirrose biliar primária), bem como pela ação de diferentes produtos químicos, como algumas drogas [altas doses de paracetamol (PCM) e drogas antituberculantes], compostos tóxicos [tetracloreto de carbono (CCl_4), tioacetamida, dimetilnitrosamina (DMN),D-galactosamina/lipopolissacarídeo (GalN/LPS)] e, inquestionavelmente, o consumo excessivo de álcool [64] que pode, consequentemente, desenvolver-se para cirrose e carcinoma hepatocelular (CHC) causado pela destruição progressiva e regeneração do parênquima hepático. O fígado não é apenas um importante órgão digestivo, mas também está intimamente ligado à inflamação, que é o sistema de defesa inato do organismo para a remoção de estímulos prejudiciais. Inflamações hepáticas causadas por infecções surgem de agentes exógenos, tais como toxinas ambientais ou exposição a espécies endógenas reactivas de oxigénio (ROS). Os processos de inflamação sustentada e regeneração de feridas em resposta a lesões hepáticas crónicas podem induzir o desenvolvimento de fibrose, cirrose e eventualmente de CHC. Na realidade, aproximadamente 80% dos pacientes com CHC progrediram a partir de fibrose hepática ou cirrose.

CAPÍTULO 2: PESQUISA DE LITERATURA

2 Pesquisa de Literatura

2.1 Geral

Cucumis trigonus (Família: Cucurbitaceae) é comumente conhecido como Jangal Indrayani, kachri em hindi ou um guarda amargo em inglês. É distribuída na Índia, Ceilão, Malásia, Afeganistão, Pérsia e Norte da Austrália a planta é usada para curar várias doenças. A polpa do fruto é amarga, acrílica, termogênica, anti-helmíntica, tônica hepática, cardiotônica, aperitivo, expectorante e promotora do intelecto. É usado em flatulência, lepra, febre, icterícia, diabetes, tosse, bronquite, ascite, anemia, constipação intestinal, outras doenças abdominais e amência. As raízes são usadas como purgantes e as sementes são refrescantes e adstringentes. Os agricultores de Chhattisgarh (Índia) usam os legumes como almoço e jantar, o que os ajuda a curar a indigestão e os ajuda a trabalhar mais tempo no campo. O extrato alcoólico da planta é relatado como tendo atividade analgésica, anti-inflamatória e diurética (Naveena e Mendiratta, 2004). O extrato aquoso de seus frutos foi relatado para mostrar atividade anti-diabética em ratos diabéticos induzidos por estreptozotocina. (Ahsan et al., 2009) O extrato de etanol do fruto tem valor terapêutico e profilático no infarto do miocárdio induzido por isoproterenol em ratos albinos machos Sprague dawely. (Casafont e Puente A, 2008) A planta tem atividade proteolítica e serina protease e tem sido relatada para ser usada como amaciante de carne. (Cooke, 1958) Investigações fitoquímicas em *C. trigonus* revelaram a presença de quatro compostos esteroidais e triterpênicos como stigma-7-en-3β-ol, stigma-7-en-3β-glucoside, Alnusenona e alnusenol em seu extrato de clorofórmio (Kirtikar e Basu, 1999b). A Cucurbitacina B também foi isolada da fruta. (Oudhia, 2001) A conservação dos parentes selvagens das culturas cultivadas é importante para a agricultura moderna, uma vez que estes fornecem um recurso genético potencialmente útil para a reprodução e melhoramento das culturas cultivadas relacionadas. A conservação de parentes selvagens de culturas cultivadas é importante para a agricultura moderna, uma vez que fornecem um recurso genético potencialmente útil para a reprodução e melhoramento de culturas cultivadas relacionadas. (Naik et al., 1980) O uso de ferramentas biotecnológicas como a cultura de tecidos vegetais para a conservação de tais espécies tem sido praticado. (Naik et al., 1981) Entre as várias estratégias de propagação in vitro, os métodos de regeneração adventícia são os mais preferidos devido à sua aptidão para experiências de transferência genética mediada por bactérias Agro. Embora o *C. trigonus* seja um parente selvagem do *Cucumis trigonus* cultivado actualmente, é também uma planta medicinal valiosa.

2.2 Perfil da planta
2.2.1 Descrição Geral

Cucumis trigonus é um tendrilátero perene da família das malvas Cucurbitaceae, nativo da Índia, encontrado numa planície do Ganges superior, e este último na faixa inferior dos Himalaias ocidentais. Também se encontra em áreas do Ceilão, Afeganistão, Pérsia e Norte da Austrália. (Salahuddin e Jalalpure, 2010b) Trepadores perenes; caules de 1,0-1,5 m, esguios, angulares, ásperos, com pêlos curtos e rígidos. Folhas alternadas, 3-6 cm de comprimento, suborbicular, corda base, palatino de 5-7 lóbulos, lóbulos redondos ou ovado-oblongos, muitas vezes estreitados na base, de ápice redondo, dentado ou lobulado; pecíolos de 2-6 cm de comprimento, esguios, hispáticos. Plantas monóicas. Flores masculinas frequentemente solitárias; pedúnculos de 0,5-1,0 cm de comprimento; campanulado estreito de cálice, com 3 mm de comprimento; lóbulos subulos de 1,5-2,0 mm de comprimento; amarelo corola, 6-7 mm de comprimento, lóbulos ovais, oblongos, agudos; filamentos estaminais curtos; anteras de 2 mm de comprimento, o apêndice do conjuntivo mais curto que as anteras; pistilos de 1 mm de comprimento. Flores fêmeas: pedúnculos de 2-3 cm de comprimento; ovário densamente peludo; estilo 1,5-2,0 mm de comprimento; estigmas convergentes, 2,5 mm de comprimento. Frutos obovoides; sementes ca. 5 x 2 mm, 1 mm de espessura, oblongas e brancas. (Thippeswamy et al., 2009)

2.3 Método de pesquisa na base de dados

A presente revisão do *Cucumis trigonus* sobre seus usos tradicionais Fitoquímica e atividade farmacológica é baseada em várias bases de dados populares como ACS, PubMed, Scopus, Web of Science, Science Finder, Science Direct, Google Scholar, Springer, Wiley, Taylor, Mendeley, e outros 2materials publicados, como livros e dissertações. A literatura foi pesquisada e acessada usando as palavras-chave *Cucumis trigonus* que se relacionaram com a presente revisão.

2.3.1 Classificação científica/taxonomia

A classificação científica é dada da seguinte forma (Asif-Ullah et al., 2006)

O Reino:	*Plantae -Plantas*
Sub-reino:	*Tracheobionta* - *Plantas vasculares*
Superdivisão:	*Spermatophyta* - *Sementes de plantas*
Divisão:	*Magnoliophyta* - *Plantas floridas*
Classe:	*Magnoliopsida* - *Dicotyledons*
Família:	*Cucurbitaceae*
Género:	*Cucumis*
Espécie:	*Cucumis trigonus*

2.3.2 Nome Vernacular

Hindi:	Jangal Indrayani, kachri
Inglês:	Kattummatti, guarda amarga
Gujrati:	kauriitt
Marathi:	karita, katvel, shendada,
Tamil:	Kattummatti
Sânscrito:	Indravaruni, Vishala, chitra, chitraphala, chitravalli, devi, katphala,
Punjabi:	Cucumis trigiyanasa
Arábia Saudita:	kukumis trigonus
Urdu:	Cuc

Tamil:	Chukkankay, hatt-ttumatti, kattu-tumatti, kattu-tumatti, kattu-tumatti, kattuttumatti
Telgu:	Adavi, budama, adavi-puch-cha, adavi-puchcha, adavi-puchcha, kodi budama,
Bengali:	Gomuk
Konkani:	Karit
Malayalam:	Kattuvellari, certutu pekkummatti
Kannada:	Halmekki, Mekki bali ,Karanti
Assamês:	Jangli Indrayan, Ghimaru

2.3.3 Distribuição geográfica

Cucumis trigonus está distribuído por toda a Índia e é encontrado em áreas do Ceilão, Afeganistão, Pérsia e Norte da Austrália. (Ulubelen et al., 1976)

2.3.4 Morfologia

Anual, erva herbácea rasteira Folhas suborbiculares, 3-6 cm de diâmetro, escabroso, 5-7 lóbulos rasos, denteado de margem ou lobulado, hispídeo; pecíolos de 2-5 cm de comprimento esguio, hispídeo. Haste esbelta, escabrosa. As flores são pequenas, amarelas, solitárias ou raramente em pares ou em três. Flores masculinas em um fascículo; pedúnculos de 5-10 mm de comprimento. Campânula em tubo de cálice, com 2-3 mm de comprimento, dente subulado, amarelo corola, 2-7 mm de comprimento, e lóbulos ovate-oblongos, agudos. Anteras de 1,5 mm de comprimento; um apêndice do conjuntivo mais curto que as anteras; pistilodo de 1 mm de comprimento. As flores fêmeas são solitárias, pedúnculos de 2-3 cm de comprimento, densamente peludas. Frutos pepo, ovais, às vezes obscuramente trigonosos, de tamanho variável, lisos e glabros, 4 x 2,5 cm, longitudinalmente variando com 10 tiras verdes, amarelo pálido ou vermelho quando maduros. Sementes ovaladas, lisas e comprimidas, amarelo-pálido (Figura 2.1). (Panda et al., 2008) As características morfológicas também são apresentadas na

Tabela 2.3.

2.3.4.1 Folhas

Deixa suborbicular, 3-6 cm de largura, escabroso, 5-7 lóbulos rasos, denteado de margem ou lobulado, hispídeo; pecíolos de 2-5 cm de comprimento, esguio, hispídeo.

2.3.4.2 Flores

As flores são pequenas, amarelas, solitárias ou raramente em pares ou em três. Flores masculinas em um fascículo; pedúnculos de 5-10 mm de comprimento. Campânula em tubo de cálice, com 2-3 mm de comprimento, dente subulado, amarelo corola, 2-7 mm de comprimento, lóbulos ovate-oblongos, agudos. Anteras de 1,5 mm de comprimento; um apêndice do conjuntivo mais curto que as anteras; pistilodo de 1 mm de comprimento. As flores fêmeas são solitárias, pedúnculos de 2-3 cm de comprimento, densamente peludas (Hajjar e Hodgkin, 2007).

2.3.4.3 Frutas

Frutos pepo, ovalados, às vezes obscuramente trigonosos, de tamanho variável, lisos e glabros, 4 x 2,5 cm, variando longitudinalmente com 10 tiras verdes Amarelo pálido ou vermelho quando maduros. Sementes ovaladas, lisas e comprimidas, amarelo-pálido (Altman et al., 1990).

2.3.4.4 Sementes

Embora a propagação de sementes seja fácil, rápida e confiável, a germinação bem sucedida da semente depende de numerosos fatores internos e externos. Contudo, as sementes são o principal meio de regeneração e propagação de cucurbitáceas; as sementes são pouco viáveis e sofrem dormência. As sementes são usadas como aromatizante e espessante da sopa. No norte da Nigéria, os bolos fermentados são feitos a partir das sementes. A planta tem sido usada como amaciador de carne no subcontinente indiano. A carne picada para as espetadas de caça é misturada com pó de Kachri e deixada por 4-6 horas para torná-la tenra. O cultivo destas espécies é restrito apenas aos bolsos agro-geográficos especializados da Índia, principalmente por comunidades tribais e de agricultores pobres. Estas espécies têm um enorme potencial a ser explorado como culturas alternativas não só pelo seu valor nutritivo, mas também para melhorar o sustento destas comunidades agrícolas tribais e pobres. (Kirtikar e Basu, 1999b)

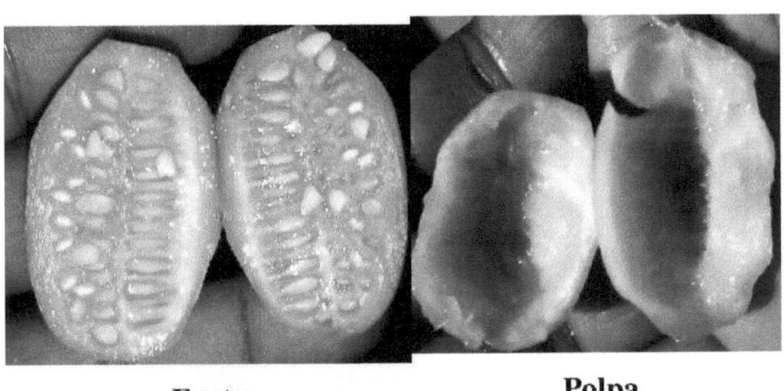

Fruta **Polpa**

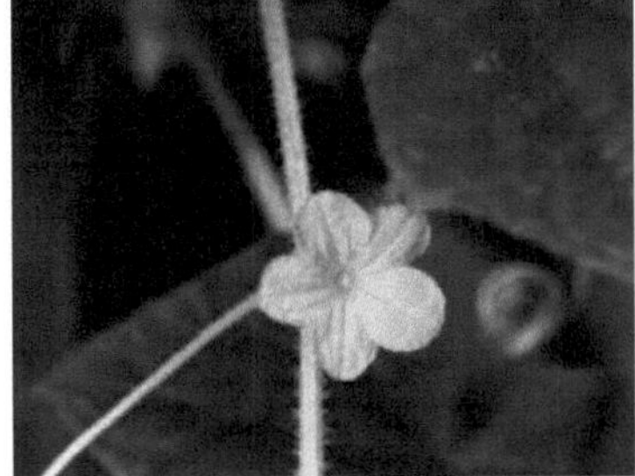

Flor

Figura 2.1Frutos, Polpa e Flor de *Cucumis trigonus*

2.3.5 Usos Tradicionais

No Sistema Tradicional de Medicina, os frutos e raízes desta planta têm valores medicinais. Os frutos são utilizados em flatulência, lepra, febre, icterícia, diabetes, tosse, bronquite, ascite, anemia, constipação intestinal, outras doenças abdominais e amência. (Vishwakarma et al., 2017) Além disso, a polpa da fruta é amarga, acre, anthelmíntica termogênica, tônica hepática, cardiotônica, aperitivo, expectorante e promotora do intelecto. (Kirtikar e Basu, 1999b) Os frutos verdes, ligeiramente azedos; estomacais; curas "Kapha" e biliousness; aumenta "Vata". O fruto seco é indigesto; adstringente ao intestino; melhora o sabor; cura "Kapha" e biliousness (Ayurveda). a polpa dos frutos é muito amarga e é um purgante drástico. Uma decocção das raízes é preferível como sendo mais suave no seu funcionamento e causando menos irritação. As sementes são refrescantes e adstringentes, e úteis nas desordens biliares (Kirtikar e Basu, 1999b).

Nos sistemas de medicina tradicional indiana, a polpa do fruto da planta é utilizada como expectorante, tónico hepático, estomacal e purgante. A polpa do fruto é útil na lepra, icterícia, diabetes, bronquite e amência. A fruta cozida e cozida com leite de vaca e aplicada na cabeça deve prevenir a insanidade, fortalecer a memória e remover as vertigens. A droga também é usada na mordida de cobra. (Mali e Chavan, 2013)

Os frutos verdes, ligeiramente azedos; estomacais; curas "Kapha" e bilhares; aumenta "Vata". O fruto seco é indigesto; adstringente ao intestino; melhora o sabor; cura "Kapha" e biliousness (Ayurveda). A polpa dos frutos é muito amarga e é um purgante drástico. (Ghebretinsae et al., 2007) Também, os usos tradicionais estão listados na Tabela 2.1Utilizações tradicionais.

2.3.5.1 Casca

A casca do *Cucumis trigonus* é usada para flatulência, lepra, febre, icterícia, diabetes, tosse, bronquite, ascite, anemia, constipação intestinal, outras doenças abdominais e amência.

2.3.5.2 Raiz

A raiz de *Cucumis trigonus* é usada como flatulência ativa e lepra, a nativa ferve-a para a tosse por inalação de vapor, bronquite, ascite. Uma infusão das raízes é tomada em pequenas doses para aliviar a amência no extracto radicular é usada para as doenças da anemia, especialmente para trazer alívio da deficiência de sangue pelo povo do

Afeganistão. O extracto de raiz é usado para o diabetes e no tratamento da obstipação crónica. Na Índia, a raiz é utilizada no tratamento da dor abdominal. (Ghebretinsae et al., 2007)

2.3.5.3 Fruta

Os frutos do *Cucumis trigonus* são utilizados em flatulência, lepra, febre, icterícia, diabetes, tosse, bronquite, ascite, anemia, constipação intestinal, outros distúrbios abdominais e amência.

2.3.5.4 Folhas

As folhas jovens de *C. trigonus* são cozinhadas como legumes na Índia. As folhas são normalmente usadas como um dos ingredientes dos remédios tailandeses para controlar a febre, a pressão sanguínea e aliviar a dor de cabeça. Nas Filipinas, a decocção das folhas é aplicada à urticária (Tropical Plant Database, além disso, também é usada por curandeiros tribais da região de Chittagong Hill Tracts, no Bangladesh, para tratar doenças hepáticas. A infusão de folhas é usada como ajuda alimentar para pessoas que estão fazendo dieta e desejam permanecer magras As folhas, com a natureza mucilaginosa, são tomadas como demulcentes para gonorréia e administradas como sudorífico. (Shankar e Mulimani, 2007)

2.3.6 Avaliação Farmacológica
2.3.6.1 Atividade Analgésica

O extrato em doses variando de 1,25 a 10 mg/kg a p. i. mostrou atividade analgésica graduada variando de 33,3 a 83,3%. O ED50 foi encontrado em 2,5, 1,9 mg/kg comparado a 10,0, 3,1mg/kg de petidina. (Naik et al., 1980)

2.3.6.2 atividade anti-helmíntica

Atividade anti-helmíntica dos diversos extratos brutos (éter de petróleo (40°-60°C) Benzeno, clorofórmio, etanol e água) dos frutos de *Cucumis trigonus* roxb. Foi avaliado em minhocas adultas indianas, ferentima póstumo e comparado. A hora da paralisia e a hora da morte dos vermes foram consideradas como os parâmetros para avaliar a acção anti-helmíntica. Os resultados revelaram que os extratos etanólicos dos frutos de *Cucumis trigonus* e Cucumis sativus apresentaram significativa atividade anti-helmíntica a um nível de concentração maior de 100 mg/ml no tempo de paralisia e morte dos vermes, quando comparados a outros extratos. Assim, os extratos etanólicos dos frutos de *Cucumis trigonus* e Cucumis sativus também foram testados em várias doses (80mg, 60mg, 40mg, e 20mg). Os resultados revelaram que o extrato etílico dos frutos do *Cucumis trigonus* mostrou excelente atividade anti-helmíntica em comparação com o do *Cucumis sativus*. O albendazol foi utilizado como droga padrão. (Kirtikar e Basu, 1999b)

2.3.6.3 Atividade antiasmática

Extracto hidroalcoólico (200 e 400 mg/kg) de ambos os frutos foram avaliados para actividade anti-asmática na asma induzida pelo bumming oval em ratos com a ajuda de parâmetros como contagem absoluta de eosinófilos no BALF, contagem total de leucócitos no BALF, contagem absoluta de eosinófilos no sangue, anticorpos IgE no soro e achados histopatológicos dos pulmões. Ambas as plantas apresentaram significativa atividade antiasmática ($p < 0,001$) com doses de 200 & 400 mg/kg quando comparadas com o grupo da doença. Os resultados obtidos foram quase semelhantes aos do grupo normal. Com a mesma dose, C. colocynth mostrou melhor atividade antiasmática do que *C. trigonus*. Portanto, são necessários estudos mais detalhados para avaliar a eficácia destas plantas na atividade antiasmática. (Kumar e Kamaraj, 2011)

2.3.6.4 Atividade Antibacteriana

O extrato etanólico de *Cucumis trigonus* mostrou resultados significativos porque é encontrado ativo contra *E. coli, P. aeruginosa* e *B. cereus*. Estes resultados apoiam o conhecimento tradicional dos utilizadores locais e é uma validação científica preliminar para o uso da planta para a actividade antibacteriana. (Balakrishnan e Kokilavani, 2011)

Os extratos foram triados para sua atividade antibacteriana em comparação com a Streptomycin padrão (10 mg/ml) *in vitro* pelo método de difusão do poço de ágar. As placas de Petri contendo 15-20 ml de Agar Muller Hinton (MHA) foram inoculadas com 200µl de cultura bacteriana de 18h de idade foi uniformemente espalhada com uma haste de vidro curvada estéril. As placas inoculadas são mantidas de lado por alguns minutos. Uma broca de cortiça estéril foi então utilizada para fazer quatro poços (8 mm de diâmetro) para diferentes concentrações do extracto, em cada uma das placas contendo as culturas dos diferentes organismos de teste. Os quatro poços periféricos foram preenchidos com 100µl de cada extracto bruto da concentração 50 e 100µg/ml respectivamente. Da mesma forma, uma placa de ágar para cada microorganismo foi preparada para o estudo da atividade antibacteriana do composto de referência Streptomycin (100µg/ml). Para o ensaio da atividade antibacteriana, as placas foram incubadas a 37 °C durante 24h. O diâmetro da zona de inibição (em mm) foi registrado. (Pratima, 2019)

As atividades antibacterianas e antifúngicas dos sucessivos extratos (éter de petróleo (40-60°C), benzeno, clorofórmio, etanol e água) do fruto do *Cucumis trigonus* Roxb. (Fam. Cucurbitaceae) foram realizadas contra três gramas de bactérias positivas, Bacillus cereus, *Bacillus subtilis*, *Streptococcus faecalis*, três gramas de bactérias negativas, *Pseudomonas aeruginosa*, *Klebsiella aerogenos*, *Proteaus vulgaris* e dois fungos, *Candida albicans*, *Asparagillus flavans* utilizando o método de difusão em disco. As zonas de inibição dos extratos foram comparadas com as dos antibióticos padrão. O éter de petróleo (40-60°C) e os extratos de clorofórmio não mostraram atividade enquanto o extrato etanolico mostrou mais atividade do que o benzeno e os extratos aquosos. Também foi determinada a concentração inibitória mínima (MIC) para o extrato etanolico do fruto do *Cucumis trigonus*. Os resultados indicam que o *Cucumis trigonus* é um potencial anti-séptico para a prevenção e tratamento de infecções microbianas. (Purnima e AHM, 2010)

2.3.6.5 Atividade Antidiabética

O extrato aquoso apresentou significativa atividade hipoglicêmica em ratos STZ-diabéticos, enquanto não houve efeito significativo observado em ratos normoglicêmicos. Entretanto, ao final de 21 dias de tratamento, houve uma diminuição de 56,39% (P < 0,001) dos níveis séricos de glicose com o extrato aquoso. A glibenclamida do fármaco padrão também indicou uma diminuição significativa (28,13%) dos níveis séricos de glicose. (Morton, 1987)

2.3.6.6 Atividade Anti-Diurética

Um extrato alcoólico de *Cucumis trigonus* foi estudado por sua atividade diurética em ratos albinos usando hidroclorotiazida como droga padrão para comparação. O extrato apresentou efeito saliuretico dose-dependente, atingindo o pico de atividade em 4 horas. Ao contrário da hidroclorotiazida, o extrato não afeta a excreção de potássio. (Bianchi e Franceschini, 1954)

2.3.6.7 Atividade Anti-inflamatória

A planta possui atividade analgésica, antiinflamatória e diurética que foi atribuída a uma fração glicosídica contida no extrato alcoólico destas plantas. Foi relatada a atividade proteolítica e serina-protease da planta. (Nirmal et al., 2007) O extrato aquoso de frutas de *Cucumis trigonus* tem tido efeitos benéficos na redução do elevado nível de glicose no sangue e perfil lipídico de ratos diabéticos induzidos por STZ e também valor terapêutico e profilático no tratamento do infarto do miocárdio. (Raju et al., 2015) O extrato alcoólico de *Cucumis trigonus* pode proporcionar proteção altamente significativa contra a lesão hepatocelular induzida pelo CCl_4.

2.3.6.8 Atividade Antioxidante

Diferentes plantas são utilizadas em uma variedade de doenças, incluindo doenças hepáticas em desertos e áreas secas da Índia. (Balakrishnan e Kokilavani, 2011;Gopalakrishnan et al., 2012;Pratima, 2019) As diferentes concentrações de extracto alcalóide (20µg, 30 µg, 40 µg, 50 µg) de raiz, folhas e amostras de frutos de *C. trigonus* foram testadas e verificou-se que possuem actividade antioxidante *in vitro*. (Salahuddin e Jalalpure, 2010b)

2.3.6.9 **Actividade Anti-hiperglicémica**

O presente estudo teve como objetivo investigar a possível atividade anti-hiperglicêmica dos extratos de folhas de *Cucumis melo* em hiperglicemia induzida por estreptozotocina em ratos. *Cucumis melo* leaf Metanolic e extratos aquosos foram administrados à estreptozotocina (55mg/kg) induzida por hiperglicemia em ratos por 28 dias para estudar a atividade anti-hiperglicêmica. Soro obtido por centrifugação imediata de amostras de sangue usando a centrifugação remi ultra-arrefecedora a 3000 rpm por 15 minutos à temperatura ambiente e foi usado diretamente para estimar a glicose sérica. O valor de toxicidade aguda do metanol e extrato de folhas aquosas após administração oral em camundongos foi de 5000 mg/kg. Os resultados concluíram que o extrato de *Cucumis melo* leaf Methanolic (500 mg/kg) tem maior atividade anti-hiperglicêmica do que o extrato aquoso no modelo de hiperglicemia induzida por estreptozotocina e quando comparado com o grupo tratado com Glibenclamide. Daí concluir que o extrato metanólico de *Cucumis melo* leaf tem atividade anti-hiperglicêmica. (Arora e Arora, 1962)

2.3.6.10 **Actividade Hepatoprotectora**

A Hepatotoxicidade acaba por levar à insuficiência hepática. As opções convencionais de tratamento da hepatotoxicidade são limitadas e não são seguras. (Naik et al., 1980) A atividade hepatoprotetora também foi apoiada por estudos histopatológicos do tecido hepático. Os resultados dos estudos bioquímicos de amostras de sangue de animais tratados com CCl_4 mostraram um aumento significativo dos níveis de actividade das enzimas séricas, reflectindo a lesão hepática causada pelo CCl_4. Enquanto as amostras de sangue dos animais tratados com clorofórmio e extrato aquoso de frutas mostraram uma diminuição significativa nos níveis de marcadores séricos, indicando a proteção das células hepáticas. Os resultados revelaram que o extrato de fruta alcoólica de *Cucumis trigonus* poderia proporcionar proteção altamente significativa contra a lesão hepatocelular induzida pelo CCl_4. (Salahuddin e Jalalpure, 2010b)

2.3.6.11 **Atividade Proteolítica**

A enzima comporta-se de uma forma indicativa da presença de grupos -SH. O sistema enzimático possui fortes propriedades de amaciamento da carne, mas sem propriedades de coagulação do leite. Certos enchedores e ativadores são propostos para uma mistura de amaciamento de carne eficaz com base no extrato de enzimas em pó. Um nome arbitrário "Cucumis" é sugerido para este fator proteolítico recém-descoberto. (Arora e Arora, 1962)

2.3.6.12 **Atividade de Cura de Feridas**

Os grupos base de tetraciclina e pasta de controle (p<0,05). Menos células inflamatórias foram observadas em animais tratados com 10% de PHP e este grupo demonstrou melhor re-epitelização com notável neovascularização. Além disso, a formulação em PHP 10% exibiu atividade antioxidante. Os exames *in vivo* e histopatológicos mostraram considerável cicatrização de feridas no grupo 10% em PHP. Este achado pode provavelmente ser devido às actividades antioxidantes, anti-inflamatórias e antimicrobianas dos fitoconstituintes de *A. Vera, B. carteri* e *C. myrrh.* (Pareek et al., 2013)

2.3.6.13 **Toxicidade aguda**

Foi realizado um estudo de toxicidade aguda para o extrato etílico dos frutos de *Cucumis trigonus,* de acordo com as diretrizes da OCDE. Os ratos albinos receberam 2000 mg/kg pb ip do extrato de etanol. Os animais foram observados para sintomas tóxicos continuamente durante as primeiras 4 h após a dosagem. Os ratos foram observados continuamente pela sua mortalidade e resposta comportamental durante 48 h e depois uma vez por dia durante 14 dias. Não houve mortalidade registrada. Portanto, o medicamento deve estar livre de toxicidade. (Al-Qirim et al., 2008)

Tabela 2.1 Utilizações tradicionais do *Cucumis trigonus*

Partes da planta	Usos Tradicionais	Referência
Fruta	Icterícia crónica, flatulência, lepra, icterícia, diabetes,	(Pratima, 2019)
Folhas	febre, anemia	(Babulreddy et al., 2013)
Óleo de sementes	Doença de pele	(Nipanikar et al., 2017)
Raiz	Tosse e Obstipação	(Patil et al., 2011)
Casca	Bronquite, ascite, anemia, obstipação, outros distúrbios abdominais e amência.	(Hujjatullah e Baloch, 1970)

2.3.7 Fitoquímicos

Os metabolitos secundários estão presentes nos frutos presentes nos frutos de *Cucumis trigonus* são apresentados na Tabela 2.2(Jahandideh et al., 2017). Também, os fitoquímicos isolados dos frutos são apresentados na Tabela 2.5Composto .

Tabela 2.2 Determinação quantitativa de metabolitos secundários

S. Não.	metabólitos	Quantidade (mg/kg)	Referência
1.	Alcaloides totais	0.87	(Ashok et al., 2001)
2.	Sabonóides totais	1.59	(Hewawasam et al., 2004)
3.	Tannin	0.16	(Akram et al., 2006)
4.	Lignin	0.12	(Gill et al., 2014)
5.	Glycosides	0.12	(Pratima, 2019)

6.	Serpentinas	0.09	(Ogu et al., 2012)
7.	Terpenoides	0.08	(Sharma et al., 2012)
8.	Saponins	0.05	(Vijayan et al., 2008)
9.	Fenóis	0.22	(Baek et al., 1996)
10.	Total de carboidratos	0.87	(Okuda et al., 1983)

Tabela 2.3Morfologia de *Cucumis trigonus*

Partes da planta	Tamanho	Forma	Cor	Referência
Planta inteira	50.0-300 89mm	Erecto, ramificado	Verde	(Gopalakrishnan et al., 2012)
Fruta	1,5-2,0 mm	Pequeno, ovo	Branco e Verde	(Karan et al., 1999)
Semente	5 x 2 mm	Forma oval	Apenas branco	(Gopalakrishnan e Kalaiarasi, 2015)
Folhas	3-6 cm	Sinuato, lóbulo de pinnately	Tedioso, escuro ou verde	(Xiong et al., 2003)
Haste	1,0-1,5 mm	Elegante, anguloso e anormalmente largo	Verde claro a roxo	(Tran et al., 2001)

Tabela 2.4Actividades farmacológicas de *Cucumis trigonus*

Atividades	Peças da planta	Tipo de extrato	Modelo/ensaio	Animal/	Resultado	Referência
Analgésico e Anti-inflamatório	Fruta	Os frutos frescos de *Cucumis trigonus* foram esfolados para remover a cutícula e foram secos ao sol por 7 ou mais dias até que o peso dos frutos secos fosse constante.	O extrato mostrou significativa atividade anti-inflamatória contra as manifestações educativas e proliferativas da inflamação e da atividade.	Ratos	A remoção do solvente do extrato alcoólico de *C. trigonus* produziu um resíduo espesso, marrom escuro. O rendimento foi de 18,6% em peso.	(Pratima, 2019)
Atividade diurética	Frutas frescas	O extrato alcoólico de *Cucumis trigonus foi*, portanto, investigado por seu efeito diurético e os resultados de experimentos em ratos albinos são relatados.	Um extrato alcoólico de *Cucumis trigonus foi* estudado para sua atividade diurética em ratos albinos usando hidroclorotiazida como droga padrão para comparação.	Rato	Remoção do solvente do extrato alcoólico de *C. trigonus* Yielded um resíduo castanho-escuro espesso. O rendimento foi de 18,6%.	(Salahuddin e Jalalpure, 2010b)
Atividade antidiabética	Fruta	As amostras de fruta foram	O extracto de *Cucumis trigonus* foi avaliado utilizando ratos diabéticos normais e induzidos por estreptozotocina.	Rato	Os dados estatísticos indicaram um aumento significativo do peso corporal, do glicogénio hepático e	(Panda et al., 2008)

					nível sérico de insulina e diminuição da glicemia, dos níveis de hemoglobina glicosilada, do colesterol total e dos triglicéridos séricos.	
Actividade Hepatoprotectora	. Fruta	Os frutos recolhidos foram secos à sombra à temperatura ambiente. As duzentas gramas de frutos secos em pó de *Cucumis trigonus* foram extraídas	Os extratos do material vegetal foram triados para várias classes de produtos naturais usando métodos qualitativos padrão, como descrito por Harborne	Ratos	O rendimento do extrato seco foi de éter (40-600C)10,4(%), clorofórmio 2,25(%), álcool 1,8(%) e água 11,7(%.). Os extratos de álcool e clorofórmio foram positivos para a presença de esteróides, triterpenóides, saponinas e glicosídeos.	(Shirwaikar et al., 2006)
Atividade Antibacteriana	Fruta	-	-	-	O resultado deste estudo mostrou que a atividade antibacteriana do	(Rosidah et al., 2018)

				extrato de frutas etanolicas de C.	
Atividade Antimicrobiana	Fruta	O pó de fruta seca (500 gm) foi sucessivamente extraído com éter de petróleo (40°-60°C), benzeno, clorofórmio, etanol e água, utilizando o aparelho Soxhlet.	A atividade antimicrobiana foi determinada pelo método de difusão do disco de papel4. Uma suspensão do organismo foi adicionada ao meio de ágar nutriente estéril a 45°C.	-	Triagem preliminar *in vitro* da atividade antimicrobiana dos diversos extratos dos frutos de *Cucumis trigonus* Roxb.	(Akram et al., 2006)
Atividade Antioxidante	Raiz e Fruta	O alcaloide foi estimado pelo método de Harborne. O extrato de ácido acético (5%) do material vegetal foi aquecido até 70 °C.	Os extratos alcalóides foram dissolvidos em dimetil sulfóxido (DMSO) e as concentrações finais da solução de extrato bruto	-	O rendimento dos extractos alcalóides foi de 5,14% a 11,36% e pode ser classificado de alto a baixo, *ou seja,* fruta>raiz>folha, respectivamente.	(Aslan et al., 2007)

Tabela 2.5Composto isolado de *Cucumis trigonus*

S. Não.	Compostos isolados	Fórmula Química	M.W.	Aparência	Tipo de Extração	Atividade	Referência
1.	Demeclocycline	C21H21ClN 2 O8	464	Fruta	éter de petróleo	Antimicrobiano	(Naik et al., 1980)
2.	Ácido Glicodeoxicólico	C26H43NO5	449	Fruta	Etanol	Detergente para solubilizar a gordura.	(Naik et al., 1981)

3.	3α,7α,12α Ácido trihidroxicoprostânico	$C27H46O5$	450	Fruta	Etanol	Usado no digestivo	(Salahuddin e Jalalpure, 2010b)
4.	Chlortetracycline	$C22H23ClN2O$	478	Fruta	Etanol	Antimicrobiano.	(Patil et al., 2011)
5.	éster metílico de azafrina	$C28H40O4$	440	Frutas e raízes	Alcaloide	Antioxidante, Anti-inflamatório, Hipertensão Arterial Anti-inflamatória, Anticâncer,	(Balakrishnan e Kokilavani, 2011)
6.	Giganteumgenina N	$C30H50O6$	506	Fruta	-	Antimicrobiano, Anti-inflamatório, Anti-artrítico, Anti-astrítico, Diurético.	(Gopalakrishnan et al., 2012)
7	Horbol 12,13-dihexanoato	$C32H48O8$	560	Fruta	-	Antimicrobiano, Anti-inflamatório.	(Pratima, 2019)
8	Astaxantina	$C40H52O4$	596	Fruta	-	Antioxidante, Anti-inflamatório, Anti-artrítico, Hipertensão Inferior, Anticâncer, Fármaco para problemas oculares Pigmento de cor natural	(Gopalakrishnan e Kalaiarasi, 2012)

| 9 | Tetrahydrospirillo xanthenes | C42H64O2 | 600 | - | - | Anticancerígeno, droga para problemas oculares Pigmento de cor natural | (Gopalakrishnan e Kalaiarasi, 2013) |

2.4 Conclusões e perspectivas

Devido às suas múltiplas utilizações e à grande variedade da área científica farmacológica, o *Cucumis trigonus* é uma valiosa fonte botânica. Para várias doenças, tem uma longa história de utilização em sistemas de medicina tradicional. Uma descrição da botânica, usos comuns, fitoquímica, farmacologia e toxicidade do *Cucumis trigonus* é fornecida no presente artigo. Muitos usos tradicionais da espécie Cucumis têm sido confirmados por pesquisas farmacológicas e fitoquímicas realizadas nas últimas décadas.

Além disso, certas atividades farmacológicas não se aplicam aos usos convencionais da espécie *Cucumis trigonus*, tais como a atividade antioxidante e seus usos. Um número significativo de compostos bioactivos foi previamente isolado mas não avaliado, pelo que estes compostos precisam de ser examinados biologicamente com mais detalhe.

Para avaliar as alegações etnomédicas, também são necessários testes genotóxicos adicionais in vitro e in vivo de *Cucumis trigonus,* e algumas das atividades farmacológicas de *Cucumis trigonus* registradas in vitro e estudos em animais foram observadas em doses que dificilmente podem ser traduzidas em ambientes clínicos. Portanto, para garantir a segurança de tais aplicações terapêuticas, estudos extensivos e sistemáticos e avaliação clínica do *Cucumis trigonus* são imperativos no futuro.

CAPÍTULO 3: OBJETIVO E PLANO DE TRABALHO

3 OBJECTIVO e plano de trabalho

3.1 Objetivo

Existem muitos medicamentos para o tratamento de distúrbios hepáticos, mas eles mostram efeitos adversos. As plantas devem ser amigáveis com o corpo humano. Tendo estas coisas em mente, planejamos a Avaliação Farmacológica da Atividade Hepatoprotetora do extrato de *Cucmuis trigonus* em ratos experimentais.

3.2 Plano de trabalho

A seguir, o Plano de trabalho

- Recolha de material vegetal
- Autenticação de material vegetal
- Investigação fitoquímica preliminar de extrato de plantas por testes químicos qualitativos
- Atividade antioxidante do extrato
- Actividade Hepatoprotectora *In-vivo*, utilizando os seguintes modelos
    - CCl_4 Hepatotoxicidade Induzida
    - Hepatotoxicidade Induzida por Paracetamol

CAPÍTULO 4: O TRABALHO EXPERIMENTAL

4 Trabalho EXPERIMENTAL

4.1 Identificação, Recolha e Autenticação de Material Vegetal

Os frutos de *Cucumis trigonus*. Foram colhidos em agosto a setembro de 2019 de Abupura Khurd, Post Bilari e Moradabad (U.P.) Índia. A planta foi autenticada pelo Dr. Ashok Kumar (Botânico) IFTM Universidade Moradabad (U.P.) Índia. O espécime do comprovante foi depositado no herbário do Departamento da Faculdade de Ciências Farmacêuticas da Universidade IFTM de Moradabad (U.P.) Índia. As frutas coletadas foram secas à sombra em temperatura ambiente. As duzentas gramas de frutas em pó secas de *Cucumis trigonus* foram extraídas através de um processo contínuo de extração a quente usando um aparelho de soxhlet com éter de petróleo, clorofórmio e álcool, o pó foi finalmente macerado com clorofórmio-água IP (*Conforme a Farmacopéia Indiana*). *Os extratos foram filtrados* e concentrados sob pressão reduzida e baixa temperatura (40oC) em um evaporador rotativo (Gopalakrishnan e Kalaiarasi, 2012).

4.2 Preparação do extrato da planta

As raízes de *Cucumis trigonus* foram lavadas com água da torneira, cortadas e secas em forno (50°C) até um peso consistente. As raízes secas foram embebidas em etanol a 95% durante 3 dias. O extrato obtido foi então filtrado para remover qualquer resíduo e, em seguida, foi evaporado por um evaporador rotativo a vácuo para obter o extrato de etanol bruto. O rendimento percentual do extrato foi de 7,92% (p/p). O extrato etanolico foi armazenado a 4°C até ser utilizado. O resíduo foi suspenso em água destilada, e as doses necessárias foram preparadas para experimentos futuros.

4.3 Drogas e Produtos Químicos

Os produtos químicos utilizados para completar a dissertação são apresentados na Tabela 4.1

Tabela 4.1Lista de produtos químicos utilizados nas experiências

S. Não	Nome químico	Nome da Empresa
1.	Etanol	Reagente de Laboratório CHD
2.	Éter de Petróleo	Reagente de Laboratório CHD
3.	Cloreto de Cálcio	Reagente de Laboratório CHD
4.	Ácido sulfúrico	SD Fine Chem. Limitado
5.	Ácido clorídrico	Reagente de Laboratório CHD
6.	A solução de Fehling	Central Drug House Pvt. Ltd.
7.	A Solução de Benedict	Central Drug House Pvt. Ltd.
8.	Reagente do Biuret	Central Drug House Pvt. Ltd.
9.	Reagente Millon	Central Drug House Pvt. Ltd.
10	Solução de Ninhydrin	Reagente de Laboratório CHD
11	Vermelho Ruténio	Sisco Research Laboratories Pvt. Ltd.
12	CCl_4	BPS Product Pvt. Ltd.
13	Paracetamol	BPS Product Pvt. Ltd.

4.4 Aparelhos e Equipamentos

Os equipamentos/materiais utilizados na experimentação são apresentados na Tabela 4.2.

4.5 Rastreio preliminar físico-químico

A triagem fitoquímica preliminar revelou a presença de carboidratos, proteínas e aminoácidos.

4.5.1 Detecção de alcalóides

Os extratos foram dissolvidos individualmente em ácido clorídrico diluído e filtrados. Os filtrados foram utilizados para testar a presença de alcalóides.

4.5.1.1 Mayer's Test

Os filtrados foram tratados com o reagente de Mayer (Iodeto Mercúrico de Potássio).
A formação de um precipitado de creme amarelo indica a presença de alcalóides.

4.5.1.2 teste de Wagner

Os filtrados foram tratados com o reagente de Wagner (iodo em iodeto de potássio). A
formação de precipitado castanho-avermelhado indica a presença de alcalóides.

Tabela 4.2Os equipamentos/materiais utilizados na experimentação

S. Não	Nome do Equipamento	Nome da Empresa
1.	Equilíbrio Químico	Cidadão
2.	Forno de ar quente	MSI
3.	Espectrofotômetro	Shimadzu
4.	Autoclave	MSI
5.	Tesouras, fórceps	Aço Inoxidável
6.	Frascos de vidro com tampa de rosca	Alfa
7.	Tensiômetro	Feito à mão
8.	Copo, Cilindro de medição, Tubo de ensaio	JSGM
9.	Caixa de peso	Cidadão
10.	Fio cirúrgico, agulha curva	RJ Cirúrgico
11.	Papel gráfico e folha transparente de polietileno	Colega de classe

4.5.1.3 Teste de Dragendroff

Os filtrados foram tratados com o reagente de Dragendroff (solução de iodeto de bismuto de potássio). A formação de precipitado vermelho indica a presença de alcalóides.

4.5.1.4 teste de Hager

Os filtrados foram tratados com o reagente de Hager (solução saturada de ácido pícrico). A formação de precipitado de cor amarela indica a presença de alcalóides.

4.5.2 Detecção de carboidratos

Os extratos foram dissolvidos individualmente em 5 ml de água destilada e filtrados. Os filtrados foram utilizados para testar a presença de carboidratos.

4.5.2.1 Teste de Molisch

Os filtrados foram tratados com 2 gotas de solução de naftol alcoólico em um tubo de ensaio e 2 ml de Conc. O ácido sulfúrico foi adicionado cuidadosamente ao longo dos lados do tubo de ensaio. A formação de anel violeta na junção indica a presença de Carboidratos.

4.5.2.2 teste de Benedito

Os filtrados foram tratados com o reagente de Benedict e aquecidos em banho-maria. A formação de precipitado vermelho alaranjado indica a presença de açúcares redutores.

4.5.2.3 teste de Fehling

Os filtrados foram hidrolisados com diluído. HCl, neutralizado com álcali e aquecido com soluções Fehlings A & B. A formação de precipitado vermelho indica a presença de açúcares redutores.

4.5.3 Detecção de glicosídeos

Os extratos foram hidrolisados com diluído. HCl, e depois submetidos a testes para glicosídeos.

4.5.3.1 Teste do Borntrager modificado

Os extratos foram tratados com solução de cloreto férrico e imersos em água fervente por cerca de 5 minutos. A mistura foi resfriada e agitada com um volume igual de benzeno. A camada de benzeno foi separada e tratada com solução de amoníaco. A formação de cor rosa-rosa na camada amoniacal indica a presença de glicósidos de anthranol.

4.5.3.2 Teste legal

Os extratos foram tratados com nitroprussiato de sódio em piridina e álcali metanolico. A formação de cor rosa a vermelho sangue indica a presença de glicosídeos cardíacos.

4.5.4 Detecção de saponinas
4.5.4.1 Teste de Froth

Os extratos foram diluídos com água destilada até 20ml e esta foi agitada em um cilindro graduado por 15 minutos. A formação de uma camada de 1 cm de espuma indica a presença de saponinas.

4.5.4.2 Teste de espuma

Uma pequena quantidade de extrato foi sacudida com pouca quantidade de água. Se a espuma produzida persistir durante dez minutos, indica a presença de saponinas.

4.5.5 Detecção de fitoesteróis
4.5.5.1 Teste de Salkowski

Os extratos foram tratados com clorofórmio e filtrados. Os filtrados foram tratados com poucas gotas de Conc. Ácido sulfúrico, agitado e deixado de pé. A aparência de cor amarelo dourado indica a presença de triterpenos.

4.5.5.2 **teste de Libermann Burchard**

Os extratos foram tratados com clorofórmio e filtrados. Os filtrados foram tratados com poucas gotas de anidrido acético, fervidos e resfriados. Conc. O ácido sulfúrico foi adicionado cuidadosamente ao longo dos lados do tubo de ensaio. A formação de anel marrom na junção indica a presença de fitoesteróis.

4.5.5.3 **teste de Tshugajeu**

Os extratos foram tratados com clorofórmio e filtrados. O excesso de cloreto de acetilo e uma pitada de cloreto de zinco foi adicionado, mantido de lado durante algum tempo até a reacção estar completa e depois aquecido em banho-maria. A aparência da cor vermelha eosina indica a presença de triterpenos.

4.5.6 **Detecção de óleos e gorduras fixos**
4.5.6.1 **Teste de Manchas**

Pequenas quantidades de extratos foram prensadas entre dois papéis filtrantes. Uma mancha oleosa no papel de filtro indica a presença de óleo fixo.

4.5.7 **Detecção de resinas**
4.5.7.1 **Teste de Acetone-água**

Os extractos foram tratados com acetona. Uma pequena quantidade de água foi adicionada e sacudida. A aparência de turbidez indica a presença de resinas.

4.5.8 **Detecção de fenóis**
4.5.8.1 **Teste do cloreto férrico**

Os extratos foram tratados com poucas gotas de solução de cloreto férrico. A formação de cor preta azulada indica a presença de fenóis.

4.5.9 **Detecção de taninos**
4.5.9.1 **Teste de gelatina**

Ao extrato, foi adicionado 1% de solução de gelatina contendo cloreto de sódio. A formação de precipitado branco indica a presença de taninos.

4.5.10 Detecção de flavonóides
4.5.10.1 Teste de Reagente Alcalino

Os extratos foram tratados com poucas gotas de solução de hidróxido de sódio. A formação de cor amarela intensa, que se transforma em adição de ácido diluído, indica a presença de flavonóides.

4.5.10.2 Teste de acetato de chumbo

Os extratos foram tratados com poucas gotas de solução de acetato de chumbo. A formação de precipitado de cor amarela indica a presença de flavonóides.

4.5.10.3 Teste de Shinoda

À solução alcoólica de extractos, alguns fragmentos de fita de magnésio e Conc. HCl foi adicionado. O aparecimento da cor magenta após alguns minutos indica a presença de flavonóides.

4.5.10.4 Teste de redução de ácido clorídrico de zinco

À solução alcoólica de extractos, uma pitada de pó de Zinco e Conc. HCl foi adicionado. A aparência de cor magenta após alguns minutos indica a presença de flavonóides.

4.5.11 Detecção de proteínas e aminoácidos
4.5.11.1 Teste Xanthoproteic

Os extratos foram tratados com poucas gotas de solução concentrada de ácido nítrico. A formação de cor amarela indica a presença de proteínas

4.5.11.2 teste de Ninhydrin

Ao extrato foi adicionado 0,25% de reagente de ninidrina e fervido por alguns minutos. A formação de cor azul indica a presença de aminoácido.

4.5.11.3 **Teste de Biureto**

Os extratos foram tratados com 1 ml de solução de hidróxido de sódio a 10% e aquecidos. A isto foi adicionada uma gota de solução de sulfato de cobre a 0,7%. A formação de cor violeta arroxeada indica a presença de proteínas.

4.5.12 **Detecção de diterpenos**
4.5.12.1 **Teste de Acetato de Cobre**

Os extratos foram dissolvidos em água e tratados com poucas gotas de solução de acetato de cobre. A formação de cor verde esmeralda indica a presença de diterpenos.

- ➤ **Teste para taninos:** Poucas gotas de solução de cloreto férrico (0,1%) foram adicionadas ao tubo de ensaio contendo 2 ml de extrato de água (2%) de *Cucumis trigonus*. A coloração azul-escura acastanhada ou verde foi observada indicando a presença de taninos.

- ➤ **Teste para Saponinas:** O extrato de água de *Cucumis trigonus* (5 mL) foi misturado com 2,5 ml de água destilada e agitado vigorosamente para uma espuma estável e persistente. A espuma foi misturada com azeite de oliva (2 gotas) e sacudida vigorosamente. A emulsificação observada indicou a presença de saponinas.

- ➤ **Teste para Flavonóides:** Extracto etanólico (75%) de *Cucumis trigonus* foi tratado com três gotas de solução de hidróxido de alumínio (1%). Uma coloração amarela observada mostrou a presença de flavonóides.

- ➤ **Teste para Terpenoides (Teste Salkowski):** Extracto etanólico de *Cucumis trigonus* (5 mL) foi misturado com 2 ml de clorofórmio. 3 mL de ácido sulfúrico concentrado foi adicionado ao longo da parede lateral do tubo de ensaio. Uma coloração castanho-avermelhada observada na interface de duas camadas mostrou a presença de terpenóides.

> **Teste para Glicosídeos Cardíacos (teste Keller-Killani):** Extracto etanólico de *Cucumis trigonus* (5 mL) foi tratado com ácido acético glacial (2 mL) e solução de cloreto férrico (0,1 mL). A isto, a adição de ácido sulfúrico concentrado (1 mL) resultou na formação de um anel marrom na interface de duas camadas, o que indicou a característica de desoxigúrico dos cardenólidos.

> **Teste para Esteróides:** 0,5 gm de pó bruto foi dissolvido em 5 ml de metanol 1 ml do extrato foi dissolvido em 10 ml de clorofórmio e igual volume de ácido sulfúrico concentrado foi adicionado pelos lados do tubo de ensaio. A camada superior ficou vermelha e a camada de ácido sulfúrico ficou amarela com fluorescência verde. Isto indicou a presença de esteróides.

4.6 Em Vivo atividade hepatoprotetora
4.6.1 Animais Experimentais

Ratos albinos adultos (63 números) de 130-160g de peso corporal de ambos os sexos foram adquiridos na casa de animais da Faculdade de Ciências Farmacêuticas IFTM Universidade Moradabad Utter Pradesh, Índia. O protocolo de estudo foi aprovado pelo Comitê de Ética Animal Institucional (IAEC) sob o número de referência. 837/PO/Re/S//04/CPCSEA e 01/10/2004 e as diretrizes do CPCSEA foram seguidas durante a manutenção e experimento. Todos os animais foram mantidos sob condições padrão de manejo com alimento e água e lábio.

4.6.2 Estudo da Toxicidade Oral Aguda

Adulto saudável Três ratas albinas fêmeas foram jejuadas durante a noite antes da experiência. Doses diferentes (50-2000 mg/kg) do extrato etílico de *C. trigonus* foram administradas a cada animal e foram observadas continuamente por 1 hora e depois a intervalos de meia hora por 4 horas, para quaisquer mudanças de comportamento brutas e ainda mais até 72 horas, seguidas de 14 dias para qualquer mortalidade conforme a Diretriz 425 da OECD (Organização para Cooperação e Desenvolvimento Econômico) (Gopalakrishnan e Kalaiarasi, 2012). Uma vez observações diárias do lado da gaiola incluem mudanças na pele, pêlo, membrana mucosa (nasal), salivação autonômica dos olhos. lacrimejamento. transpiração. piloerecção, incontinência urinária e defecação) e alterações do sistema nervoso central (sonolência. marcha. tremores e convulsões) Mortalidade. O extrato foliar de *C. trigonus* foi considerado não tóxico até a dose máxima de 2000 mg/kg de peso corporal. A dose selecionada para avaliação do antiulcer foi de 150, 300 e 600 mg/kg respectivamente (Pareek et al., 2013).

4.6.3 Horário de Agrupamento e Tratamento de Animais

Foi realizada uma experiência com ratos Wistar albinos de ambos os sexos (200-300g). Os animais foram aprovados e adquiridos pelo IAEC no biotério da Universidade IFTM, Moradabad (Reg. n° 1205/c/08/CPCSEA) e mantidos em um ciclo dia-noite natural (12h escuro: 12h claro) à temperatura ambiente de cerca de 24-26 C, com livre acesso a pellets de alimentos padrão e água. Os animais foram aclimatados durante pelo menos dez dias antes da exposição a experiências comportamentais. Os experimentos foram realizados entre 10:00-17:00 horas. Os animais foram divididos em quatro grupos, cada grupo continha seis animais (Tabela 4.3).

Em todos os ratos albinos do modelo experimental foram selecionados e divididos em cinco grupos de seis animais cada. Os animais foram jejuados durante 24 horas antes do estudo, mas tiveram livre acesso à água. O grupo I tratado como controle veicular, recebeu apenas água destilada; os grupos II, III e IV tratados como grupos de tratamento, receberam a dose graduada de Extrato de *C. trigonus* a 150, 300 e 600 mg/kg por 7 dias (uma vez por dia) respectivamente e o grupo V como grupo padrão, recebeu Azeite 2 ml/kg.

Tabela 4.3Agrupamento de animais para atividade para cada modelo

S. N.	Grupos	Tamanho da amostra
1	Controlo do veículo (com água)	6
2	Grupo padrão Azeite 2 ml/kg (p.o.).	6
3	Extracto de *C. trigonus* a 150 mg/kg	6
4	Extracto de *C. trigonus* a 300 mg/kg	6
5	Extracto de *C. trigonus* a 600 mg/kg.).	6

4.7 Avaliação da Actividade Hepatoprotectora

A avaliação da Atividade Hepatoprotetora foi feita através de modelos utilizados:

1. Modelo de Hepatotoxicidade induzida pelo Paracetamol
2. CCl_4 Modelo de Hepatotoxicidade Induzida

4.7.1 Modelo de hepatotoxicidade induzida pelo Paracetamol

Neste estudo, os ratos foram divididos em cinco grupos. Cada grupo contém seis animais

Grupo 1: Animal recebeu soro fisiológico normal e enviou como controle.

Grupo 2: Animal recebeu azeite (2 ml/kg) por via oral e serviu como medicamento de referência para comparação.

Grupo 3, 4 e 5: O animal recebe uma dose baixa, média e alta de extrato. Respectivamente diferentes doses de medicamento teste foram administradas oralmente durante 7 dias em seus respectivos grupos.

O extrato vegetal, paracetamol foi administrado oralmente suspendendo em 2 mL de 2% de goma arábica através de tubo intra-gástrico. Os medicamentos padrão hepatoprotectores, azeite de oliva foram administrados por via oral. Todos os reagentes foram administrados diariamente durante 7 dias consecutivos. No 8° dia dose única de paracetamol administrado a todos os ratos do grupo, exceto ratos do grupo I. No 9° dia, após 24 horas de administração de paracetamol foram coletadas amostras de sangue por punção cardíaca direta sob anestesia com éter leve. O soro foi separado por centrifugação a 2 500 rpm durante 15 min e utilizado para análise de vários parâmetros bioquímicos, incluindo AST, alanina-aminotransferase (ALT), ALP, proteínas totais (TP) e albumina (ALB). Todos os ratos foram sacrificados por luxação cervical, e os fígados foram removidos. O peso e o volume do fígado foram medidos imediatamente. Os fígados foram lavados com soro fisiológico gelado e um homogeneizado de 50% preparado em tampão fosfato de sódio 0,05 M (pH 7,0). O homogeneizado foi sobrenadante utilizado para a estimativa do malondialdeído (MDA), o produto final da peroxidação lipídica e do GSH.

4.7.2 CCl₄ Modelo Hepatotóxico Induzido

Grupo 1: Animal recebeu soro fisiológico normal e enviou como controle.

Grupo 2: O animal recebeu Liv-52 (4ml/kg) oralmente e serviu como droga de referência para comparação.

Grupo 3, 4 e 5: O animal recebe uma dose baixa, média e alta de extrato. Respectivamente diferentes doses de medicamento teste foram administradas oralmente durante 7 dias em seus respectivos grupos.

Procedimento

Extracto vegetal, **CCl₄** foram administrados oralmente suspendendo em 2 mL de acácia gengival a 2% através de tubo intra-gástrico. As drogas hepatoprotetoras padrão, Liv-52 foram administradas por via oral. Todos os reagentes foram administrados diariamente durante 7 dias consecutivos. No 8° dia dose única de CCl₄ administrada a todos os ratos do grupo, exceto ratos do grupo I. No 9° dia, 24 h após o CCl₄, os animais foram anestesiados por anestesia com éter leve e o sangue foi coletado da veia cava, e o soro foi separado para uso posterior para diferentes medidas enzimáticas. Os ratos foram então decapitados e os fígados foram cuidadosamente dissecados e limpos de tecidos estranhos. Parte do tecido hepático foi imediatamente transferida a 10% de formalina para avaliações histopatológicas. O soro foi separado por centrifugação a 2 500 rpm durante 15 min e utilizado para análise de vários parâmetros bioquímicos, incluindo AST, alanina-aminotransferase (ALT), ALP, proteínas totais (TP) e albumina (ALB). Todos os ratos foram sacrificados por luxação cervical, e os fígados foram removidos. O peso e o volume do fígado foram medidos imediatamente. Os fígados foram lavados com soro fisiológico gelado e um homogeneizado de 50% preparado em tampão fosfato de sódio 0,05 M (pH 7,0). O homogeneizado foi sobrenadante utilizado para a estimativa do malondialdeído (MDA), o produto final da peroxidação lipídica e do GSH.

4.8 Ensaios Antioxidantes
4.8.1 Ensaio DPPH (2, 2-difenil-1-picril-hidrazil)

A atividade de extração radical de diferentes extratos foi determinada usando o ensaio DPPH de acordo com Chandra, et al. (2016). A diminuição na absorção da solução de DPPH após a adição de um antioxidante foi medida a 517 nm. O ácido ascórbico (10mg/ml de DMSO) foi utilizado como referência.

4.8.1.1 Princípio

1, 1 Difenil 2- Picryl Hydrazyl é um radical livre estável (em forma de pó) com cor vermelha que fica amarela quando removido. O ensaio DPPH utiliza este carácter para mostrar a actividade de limpeza dos radicais livres. A reacção de limpeza entre (DPPH) e um antioxidante (H-A) pode ser escrita como,

$$(DPPH) + (H\text{-}A) \rightarrow DPPH\text{-}H + (A)$$

Os antioxidantes reagem com DPPH e reduzem-no a DPPH-H e como consequência a absorvância diminui. O grau de descoloração indica o potencial de absorção dos compostos antioxidantes ou extractos em termos de capacidade de doação de hidrogénio.

4.8.1.2 Preparação do reagente

A solução 0.1mM de DPPH foi preparada dissolvendo 4mg de DPPH em 100ml de etanol.

4.8.1.3 Procedimento de trabalho

A capacidade do extracto vegetal de procurar radicais livres DPPH será avaliada pelo método padrão e adoptada com modificações adequadas. As soluções de reserva de extratos foram preparadas em metanol para alcançar a concentração de 1 mg/ml. As diluições foram feitas para obter concentrações de 20,40,60,80 e 100 µg/ml. As soluções diluídas (1 ml cada) foram misturadas com 2 ml de solução metanólica de DPPH em concentração de 1 mg/ml. Após 30 minutos de incubação na escuridão à temperatura ambiente (23^0C), a absorvância foi registrada a 517 nm. A amostra controle continha todos os reagentes exceto o extrato e a porcentagem de inibição foi calculada por equação, enquanto os valores de IC50 foram estimados a partir do gráfico de % de inibição versus concentração, usando um algoritmo de regressão não linear (Gopalakrishnan et al., 2012).

A % de atividade de limpeza radical dos extratos vegetais foi calculada usando a seguinte fórmula,

$$\% \, RSA = \frac{Abs\ Control - Abs\ Sample}{Abs\ Control} \times 100$$

Onde, RSA é a Atividade de Escavação Radical; Controle de Abs é a absorvância do radical DPPH + etanol; Abs amostra é a absorvância do radical DPPH + extrato vegetal.

CAPÍTULO 5: RESULTADOS E DISCUSSÃO

5 RESULTADO E DISCUSSÃO

5.1 Resultados
5.1.1 Porcentagem (%) Rendimento do extrato

Peso da polpa de *C. trigonus* = 800 gm.

Extracto de polpa de *C. trigonus* = 150 gm.

$$\text{Porcentagem de rendimento} = \frac{\text{Weight of } C.trigonus \text{ pulps}}{\text{Extract of } C.trigonus \text{ pulp}} \times 100 = \frac{150}{800} \times 100$$

Porcentagem de rendimento = 18.75 %

5.1.2 Rastreio Preliminar de Fitoquímicos

O extrato da polpa de *C. trigonus* foi triado para vários testes químicos conforme os métodos relatados e foi encontrado contendo carboidratos, flavonóides, glicosídeos, aminoácidos, proteínas e taninos (Tabela 5.1Componentes Fitoquímicos).

Tabela 5.1Componentes Fitoquímicos Preliminares

S. Não.	Teste Químico	Resultado do EESI
1.	Esteróides	(+)
2.	Proteína	(+)
3.	Aminoácido	(+)
4.	Gordura e Óleo	(-)
5.	Carboidrato	(+)
6.	Óleo volátil	(-)
7.	Glycoside	(+)
8.	Flavonóides	(-)
9.	Alcaloides	(-)
10.	Tannin	(-)

5.1.3 Estudo da Toxicidade Oral Aguda

Nenhuma mortalidade observada com a administração oral de *Sesamum indicum* mesmo na dose mais alta (2000mg/kg). Ambas as doses de *Sesamum indicum* não tiveram efeito tóxico sobre o comportamento normal dos ratos. Não foram detectados sinais gerais de toxicidade, tais como cianose, piloerecção, contusão, ptose, tremores, convulsões, ataxia, hipnose, urina vermelha e diarréia. Os parâmetros atividade motora, como respiração, reflexo da córnea, direita e retirada, tônus corporal e número de tapinhas, também não foram afetados.

5.1.4 Modelo Hepatoprotetor induzido por Paracetamol

Ratos tratados com PCM apresentaram aumento significativo dos níveis séricos de ALT, AST, LDH, ALP, bilirrubina total (TB) e peroxidação lipídica (LPO) e diminuição dos níveis séricos de TP, ALB e thiols totais (TH) (Tabela 5.2).

Tabela 5.2: Efeito de extractos de *C. trigonus* sobre ratos intoxicados com Paracetamol

Parâmetros	Controle	Liv 52	ECT100	ECT200	ECT400
TB (mg/dL)	0.41±0.03	0.95±0.12	0.81±0.19	0.81±0.19	0.81±0.19
ALP(IU/L)	64.90±1.79	102.45±1.45	102.79±1.78	82.79±1.48	92.79±1.48
AST(IU/L)	49.05±2.24	99.45±1.12	105.32±0.91	92.32±0.91	102.32±0.91
ALT (IU/L	35.67±2.61	55.15±0.78	45.18±1.13	45.18±1.83	45.18±1.83
LDH(IU/L)	105.09±2.80	163.98±1.15	155.94±1.13	145.94±1.63	165.94±1.13
ALB(g/L)	4.56±0.25	2.85±0.15	2.84±0.14	2.84±0.14	2.84±0.14
Total de tióis (UI)	178.87±3.37	78.61±1.48	78.56±1.45	98.56±1.45	99.56±1.85
LPO (nmol/min/L)	0.14±0.08	2.81±0.15	2.81±0.45	2.81±0.45	2.81±0.45
TP (mg/L)	94.71±2.45	52.15±0.16	51.68±1.95	71.68±1.95	78.68±1.45
Volume do fígado(mL)	4.16±0.18	5.09±0.85	4.09±0.84	5.49±0.74	5.89±0.44
Peso do fígado (g)	4.8±0.15	5.46±0.48	4.15±0.18	5.75±0.78	5.95±0.88

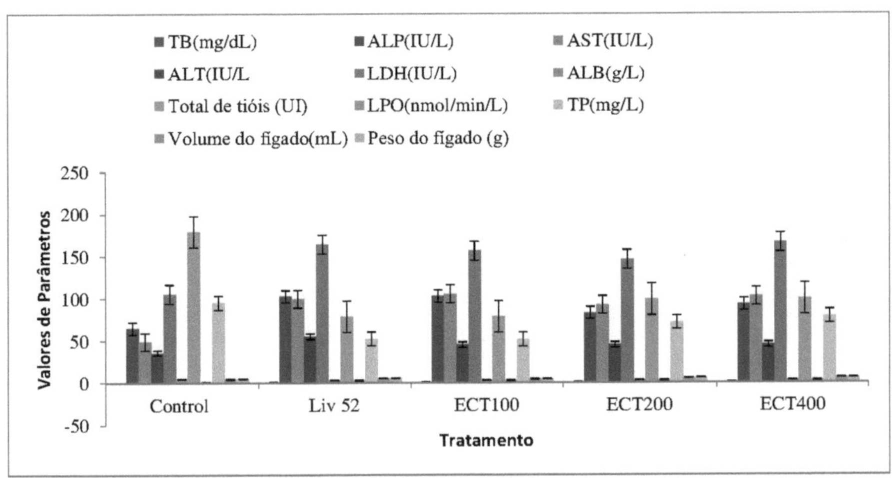

Figura 5.1Efeito de extratos de *C. trigonus* sobre ratos intoxicados com Paracetamol

5.1.5 CCl₄ Modelo de Hepatotoxicidade Induzida

O efeito do Extracto de *C. trigonus sobre a* Hepatotoxicidade Induzida do CCl_4 é apresentado na Tabela 5.3.

Tabela 5.3: Efeito dos extractos de *C. trigonus* de AST, ALT ALP e Bilirrubin de CCl₄ de ratos intoxicados.

Parâmetros	Controle	Controle	Liv 52	ECT100	ECT200
AST(IU/L)	45.08±2.12	95.45±1.12	90.32±0.91	94.32±0.11	102.32±0.21
ALT (IU/L	38.87±1.48	57.15±0.78	55.18±1.13	41.18±1.83	47.18±1.83
ALP(IU/L)	68.40±1.19	105.45±1.15	102.79±1.58	78.79±1.28	95.79±1.38
Bilirubin	0.33 ± 0.02	0.416 ± 0.04	0.86 ± 0.68	0.91 ± 0.48	0.95 ± 0.88

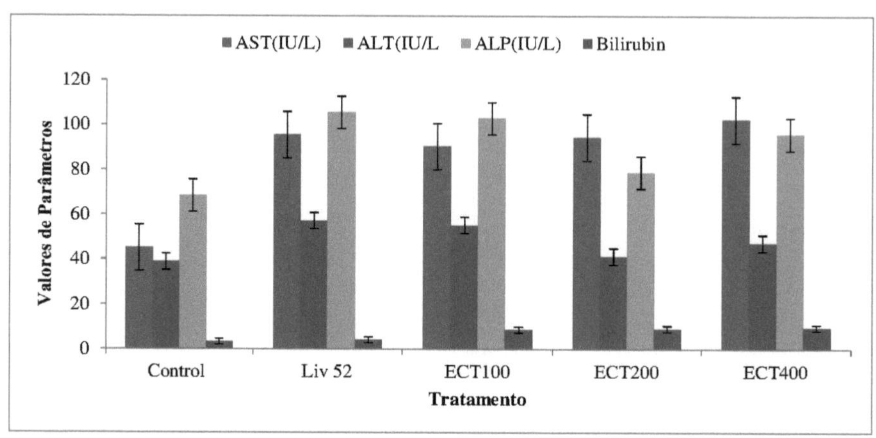

Figura 5.2Efeito dos extratos de *C. trigonus* de AST, ALT ALP e Bilirrubin de CCl$_4$ de ratos intoxicados.

5.1.6 Ensaio DPPH

A % de atividade de limpeza radical dos extratos vegetais foi calculada usando a seguinte fórmula,

$$\% \, RSA = \frac{Abs \; Control - Abs \; Sample}{Abs \; Control} \times 100$$

Onde, RSA é a Atividade de Escavação Radical ou % de inibição; Controle de Abs é a absorvância do radical DPPH + etanol; Abs amostra é a absorvância do radical DPPH + extrato vegetal.

Tabela 5.4: Efeito do Ácido Ascórbico e ECT durante o ensaio DPPH.

S. Não.	Concentração µg/ml	Ácido ascórbico	ECT
		% Inibição	% Inibição
1	20	35.67	23.23
2	40	45.89	31.56
3	60	65.23	45.32
4	80	72.76	62.82
5	100	83.56	68.93

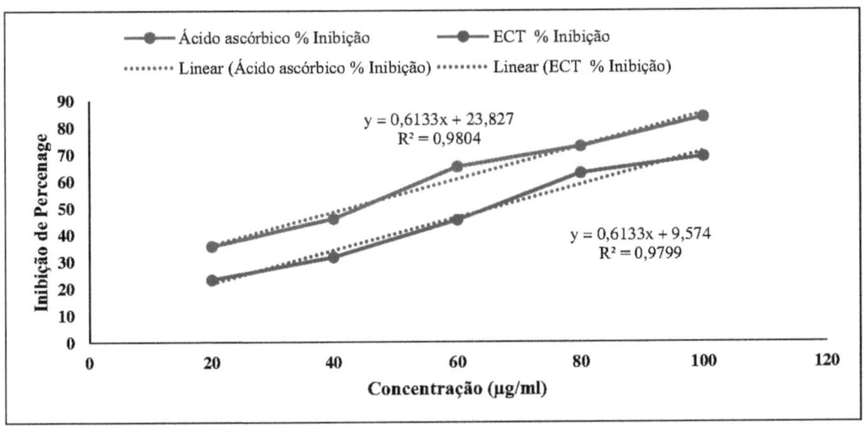

Figura 5.3Efeito na inibição percentual do ácido ascórbico e ECT no método DPPH

IC50 Valor de ácido ascórbico e ECT estão presentes na Tabela 5.5.

Tabela 5.5: Valores IC50 (µg/ml) de Ácido Ascórbico e ECT por DPPH Assy

S. Não.	Amostra	IC_{50} Valor (µg/ml)
1	Ácido ascórbico	42.7
2	ECT	65.947

5.2 Discussão

O extrato Etanolico de *Cucumis trigonus* contém carboidrato, proteínas e aminoácidos, fitoesteróis, saponinas, esteróis, ácido ascórbico, ácido silícico, fenol, tanino, flavonóides, triterpenóides, óleos voláteis e muitos outros componentes ativos biológicos. A polpa da fruta é amarga, acrílica, termogénica, anti-helmíntica, tónica hepática, cardio tónica, aperitivo, expectorante e promotora do intelecto. É usado em flatulência, lepra, febre, icterícia, diabetes, tosse, bronquite, ascite, anemia, constipação intestinal, outras doenças abdominais e amência (Gopalakrishnan et al., 2012) As raízes são usadas como purgante e as sementes são resfriadas e adstringentes.

O metabolismo do CCl_4 começa com o radical livre de triclorometilo (CCl_3)pela ação da função mista do sistema de citocromo P450oxigenase. Este radical livre, que se forma inicialmente como relativamente pouco reactivo, reage muito rapidamente com oxigénio para produzir um radical triclorometilperoxi (CCl_3OO) altamente reactivo. Ambos os radicais são capazes de se ligar a proteínas ou lipídios, ou de extrair um átomo de hidrogênio de um lipídio insaturado, iniciando assim a oxidação por lipídio (Babulreddy et al., 2013). A peroxidação lipídica pode causar danos por tecido oxidativo na inflamação. Portanto, a inibição da atividade oxigenase dependente do citocromo P450 poderia causar uma redução no nível de metabólitos reativos tóxicos e uma diminuição na lesão tecidual. Por outro lado, uma elevação das atividades plasmáticas AST, ALT, ALP e bilirrubina poderia ser considerada como um sinal de dano à membrana hepática (Babulreddy et al., 2013).

Em estudos anteriores detectou-se apenas a presença de glicosídeo(s) pelos testes convencionais; nomeadamente, a solução de Fehling com e sem hidrólise, e o teste de Molisch. Os resultados revelam que o extrato alcoólico de *C. trigonus* tem uma atividade diurética demonstrável, que é dose-dependente. O extrato é menos potente como diurético do que o hidroclorotiazida, embora ambos alcancem seu efeito máximo em 4 horas. Outros estudos estão em curso para elucidar a natureza exata dos constituintes químicos e para avaliar os efeitos da administração a longo prazo sobre a atividade diurética e a composição do fluido extracelular (Gopalakrishnan e Kalaiarasi, 2012).

O extrato aquoso de *Cucumis trigonus* mostrou aumento significativo no nível sérico de insulina. Uma diminuição acentuada dos triglicérides, colesterol total, LDL e VLDL foi observada, enquanto o aumento do colesterol HDL foi observado em ratos diabéticos tratados com extrato de frutas aquosas, o que sugere que o HDL está inversamente relacionado com o colesterol total do corpo. O possível mecanismo de ação antidiabética do extrato aquoso pode ser pelo aumento da secreção pancreática de insulina das células beta existentes, por sua liberação da forma ligada.

Os animais tratados com extrato aquoso indicaram uma diminuição significativa no nível de hemoglobina glicosilada que poderia ser devida a uma melhora na secreção de insulina, enquanto que o nível de hemoglobina glicosilada aumentou significativamente no grupo de controle de diabéticos não tratados, o que confirma a ação anti-diabetogênica do extrato. O aumento significativo foi observado nos níveis de glicogênio dos animais diabéticos tratados com extrato aquoso de frutas. O extrato não produziu nenhum efeito significativo em animais normais (OECD, 2001).

A inversão das enzimas séricas pelos extractos é uma indicação para a protecção do fígado contra danos induzidos pelo CCl₄. Na maioria das vezes, é considerado adequado quando a quantidade elevada de transaminases restaura o normal devido à cicatrização do parênquima hepático e à regeneração dos hepatócitos (OECD, 2001). O mecanismo pelo qual o extrato de R. abyssinicus produziu efeitos antihepatotóxicos necessita de mais estudos. No entanto, a onepossibilidade pode estar relacionada com as suas actividades de limpeza dos radicais livres. Os radicais livres estão associados a vários grupos de enfermidades e são responsáveis por causar eventos heterogêneos e patológicos. Os antioxidantes neutralizam o efeito dos radicais livres e, assim, protegem-nos de vários males, incluindo doenças hepáticas. Estes agentes exercem a sua acção quer através da eliminação dos radicais livres reactivos quer através do reforço dos mecanismos de defesa antioxidantes endógenos. (Chandra, 2016). Um estudo similar sobre extratos de folhas e sementes de R. crispus relatou atividade antioxidante dependente de concentração (Kirtikar e Basu, 1999a).

No estudo anterior, a triagem fitoquímica preliminar do extrato de R. abyssinicus mostrou a possível presença de antraquinonas, alcalóides, saponinas, fenóis, flavonóides, taninos e terpenóides, que também eram consistentes com estudos previamente relatados. (Brattin e Glende Jr, 1985) Especialmente, os flavonóides possuem uma propriedade antioxidante, que pode ser útil no tratamento de doenças hepáticas (Kalpana e Shaikh Mohammed, 2011). Por exemplo, a epicatequina, um flavonóide, tem demonstrado possuir actividade hepatoprotectora. Além disso, estudos anteriores relataram diferentes antraxquinonas bioativas em R. abyssinicus como ácido crisofanico, crisofanol, emodina e física; (Naik e Agshikar, 1981) das quais o crisofanol, a emodina e a física. mostraram a capacidade de procurar radicais livres, implicando que podem servir como compostos antioxidantes naturais. De acordo com esta noção, a emodina, o crisofanol e a física foram relatados como tendo uma potencial atividade protetora do fígado (Salahuddin e Jalalpure, 2010a). que poderia ser devido à sua atividade antioxidante. (Anusha e Venkateswarlu M, 2011). Além disso, a atividade hepatoprotetora da emodina tem sido relatada em vários estudos. (Umamaheswari e Chatterjee, 2008) Em conjunto, estes resultados indicam que os fitoconstituintes individualmente ou em sinergia podem iniciar uma série de mecanismos responsáveis pela actividade hepatoprotectora, o que por sua vez pode dar uma pista potencial para o uso desta planta no tratamento de doenças hepáticas.

CAPÍTULO 6: CONCLUSÃO

6 CONCLUSÃO

O presente estudo concluiu que a actividade Hepatoprotectora de *Cucumis trigonus*. No presente estudo, a LIV-52 foi utilizada como droga padrão para avaliar o efeito hepatoprotetor do *Cucumis trigonus*. Neste estudo, o extrato de *Cucumis trigonus* mostra efeitos Hepatoprotetores em comparação com o Liv-52.

CAPÍTULO 7: REFERÊNCIAS

REFERÊNCIAS

Ahsan, M.R., K.M. Islam, e I.J. Bulbul. 2009. Actividade Hepatoprotectora do Extracto de Metanol de algumas plantas medicinais contra a hepatotoxicidade induzida pelo carbontetracloro em ratos. *J Pharmacol* 116-122.

Akram, J., J.K. Mohammad, D. Zahra, e N. Hossein. 2006. Atividade Hepatoprotetora do extrato de Cichorium intybus L.leaves contra a toxicidade induzida pelo tetracloreto de carbono. *Iraniano J. Pharm. Res.* 1:41-46.

Al-Qirim, T., S.M. Zaidi, M. Shahwan, G. Shattat, e N. Banu. 2008. Effect of Solanum nigrum on Immobilization Stress Induced Antioxidant Defense Changes in Rat. *Research Journal of Biological Sciences* 3:1426-1429.

Alexopoulou, A., M. Deutsch, Ageletopoulou, Johanna, Delladetsima, Johanna K, Marinos, Evangelos, N. Kapranos, e S.P. Dourakis. 2003. "Um caso fatal de hepatite pós-infantil de células gigantes num paciente com leucemia linfocítica crónica". *European Journal of Gastroenterology & Hepatology* 5:551-555.

Allan, R., e K. Thoirs, Phillips, Maureen. 2010. "Precisão do ultra-som para identificar doença hepática crónica. *World Journal of Gastroenterology* 28:3510-3520.

Altman, D., P.A. Fryxell, S.D. Koch, e C.R. Howell. 1990. Gossypium Germplasm Conservation Augmentedby Tissue Culture Techniques for Field Collecting. *J Econ Bot* 1:106-113.

Altman, D., e K.S. Fryxell PA, Howell CR. 1990. Gossypium Germplasm Conservation Augmentedby Tissue Culture Techniques for Field Collecting. *J*. *Econ Bot,* 1:106-113.

Anusha, M., e P. Venkateswarlu M, V. 2011. Atividade hepatoprotetora do extrato aquoso de Portulaca oleracea em combinação com licopeno em ratos. *Indian J Pharmacol* 5:663.

Arquivado. 2016. "Divisão de Estatística e Vigilância da Hepatite Viral CDC. *Recuperado em*

Arora, H.R.K., e R.B. Arora. 1962. Investigação farmacológica do Glucosídeo e Aglucone Isolado de Caccinia glauca. *Journal of Pharmaceutical Sciences* 51:1040-1042.

Ashok, S.K., S.N. Somayaji, e K.L. Bairy. 2001. Efeitos Hepatoprotetores do *Ginkgo biloba* contra o tetracloreto de carbono induzindo lesões hepáticas em ratos. *Indian Journal of Pharmacology* 260-266.

Asif-Ullah, M., K.S. Kim, e Y.G. Yu. 2006. Purificação e caracterização de uma protease serina de *Cucumis trigonus* Roxburghi. *Fitoquímica* 67:870-875.

Asif, U., Kim KS, e Y. Yu. 2006. Purificação e caracterização de uma protease serina de *Cucumis trigonus* Roxburghii. *J Phytochem* 870-875.

Aslan, M., D. Deliorman Orhan, N. Orhan, E. Sezik, e E. Yesilada. 2007. Potencial antidiabético e antioxidante in vivo de Helichrysum plicatum ssp. plicatum capitulum em ratos diabéticos induzidos por estreptozotocina. *J Etnopharmacol* 109:54-59.

Babulreddy, N., S.P. Sahoo, S. Ramachandran, e M.D. Dhanaraju. 2013. Actividade anti-hiperglicémica dos extractos de folhas de *Cucumis melo* em estreptozotocina induzida por hiperglicemia em ratos. *International Journal of Pharmaceutical Research & Allied Sciences* 2:22-27.

Baek, N.I., Y.S. Kim, J.S. Kyung, e K.H. Park. 1996. Isolamento de agentes anti-hepatotóxicos das raízes dos *membranosos Astralagus*. *Jornal Coreano de Farmacognosia* 27:111-116.

Balakrishnan, A., e R. Kokilavani. 2011. Avaliação da Atividade Antibacteriana do Extrato de Frutas Etanolicas de *Cucumis trigonus* Roxb. *International Journal of Pharmaceutical & Biological Archives* 2:1671-1674.

Basra, e Sarpreet. 2011. "Definição, epidemiologia e magnitude da hepatite alcoólica". *World Journal of Hepatology* 5:108-113.

Basra, S., e B.S. Anand. 2011. "Definição, epidemiologia e magnitude da hepatite alcoólica". *World Journal of Hepatology*. 5:108-113.

Bernal, W., e W. J. 2013. "Falha Aguda do Fígado". *New England Journal of Medicine*. 2525-2534.

Bianchi, C., e J. Franceschini. 1954. Observações experimentais sobre o método de Haffner para testar analgésicos. *Br J Pharmacol Chemother* 9:280-284.

Brattin, W., e E. Glende Jr., Recknagel, RO. 1985. Mecanismos patológicos em hepatotoxicidade por tetracloreto de carbono. *J. Free Rad. Biol. Med* 1:27-38.

Casafont, M.F., e P.-R.F. Puente A. 2008. Infecciones bacterianas y parasitarias del hígado. *Medicamentos* 10:563-569.

Chandra, S., Sarla Saklani, Abhay P. Mishra, Agrawal, R.K. 2016. Atividade antioxidante in vitro e triagem fitoquímica das plantas medicinais do Himalaia Garhwalaya. *Int J Med Res Health SciInt J Med Res Health Sci* 5:35-43.

Chayanupatkul, M., e S. Liangpunsakul. 2014. "Hepatite alcoólica: uma revisão abrangente da patogênese e do tratamento". *World Journal of Gastroenterology* 20:6279-6286.

Cooke, e T. 1958. A Flora da Presidência de Bombaim. *Pesquisa botânica da Índia, Calcutá* 562-563.

Cooke, T. 1958. A Flora da Presidência de Bombaim. 562-563 pp.

Dienstag, e JL. 2015. "Capítulo 362: Hepatite Crónica". Em Kasper, D; Fauci, A; Hauser, S; Longo, D; Jameson, J; Loscalzo, J (eds.). Harrison's Principles of Internal Medicine, 19e. Nova York, NY:. *McGraw-Hill*.

Etymonline, e com. 2012. "Online Etymology Dictionary". *Arquivado* 10-20.

Fattovich, e G. 1997. "Morbidity and mortality in compensated cirrhosis type C: a retrospective follow-up study of 384 patients". *Gastroenterologia* 2:463-472.

Fontana, R., e P. Hayashi. 2014. "Características clínicas, diagnóstico e história natural de lesões hepáticas induzidas por drogas". *Hayashi* 2:134-144.

Friedman, e L. S. 2015. Liverpool, Biliary Tract, & Pancreas Disorders". *McGraw Hill*

Ghebretinsae, A.G., M. Thulin, e J.C. Barber. 2007. Nomenclatural Changes in Cucumis (Cucurbitaceae). *Novon: A Journal for Botanical Nomenclature* 17:

Gill, e Q. R. 2001. Falha Aguda do Fígado. *J Clin Gastroenterol.* 3:191-198.

Gill, N.S., G. Sharma, e R. Arora. 2014. Isolamento e caracterização de *Cucumis trigonus* roxb. Sementes pelo seu potencial terapêutico. *International Journal of Universal Pharmacy and Bio Sciences* 3:234-246.

Gopalakrishnan, S., e T. Kalaiarasi. 2012. Identificação de compostos químicos dos frutos de *Cucumis trigonus* roxb. pela análise GC-MS. *International Journal of Phytopharmacy* 2:122-128.

Gopalakrishnan, S., e T. Kalaiarasi. 2013. Atividade Hepatoprotetora dos frutos de *Cucumis sativus* Linn. *International Journal of Pharmaceutical Sciences Review and Research* 20:229-234.

Gopalakrishnan, S., T. Kalaiarasi, e R. Rajameena. 2012. Avaliação da atividade antimicrobiana dos frutos de *Cucumis trigonus* Roxb. *International Research Journal of Pharmacy* 3:256-258.

Gopalakrishnan, S.B., e T. Kalaiarasi. 2015. Estudos da actividade Hepatoprotectora de *Cucumis trigonus* Roxb. contra a toxicidade induzida pela rifampicina-isoniazida em ratos. *European Journal of Pharmaceutical and Medical Research* 2:141-146.

Hajjar, R., e T. Hodgkin. 2007. The use of wild relatives in crop improvement: a survey of developments over the last 20 years. *Euphytica* 156:1-13.

Hajjar, R., e H. T. 2007. O uso de parentes selvagens na melhoria das colheitas: Um levantamento dos desenvolvimentos dos últimos 20 anos. *J Euphytica* 1-13.

Mais forte, A., e H. Mehlhorn. 2008. "Diseases Caused by Adult Parasites or Their Distinct Life Cycle Stages" (Doenças Causadas por Parasitas Adultos ou Suas Etapas Distintas do Ciclo de Vida). *Birkhauser.* 161-216.

Hewawasam, R.P., K.A. Jayatilaka, C. Pathirana, e L.K. Mudduwa. 2004. Efeito Hepatoprotetor do extrato de Epaltes divaricata sobre a hepatotoxicidade induzida pelo tetracloreto de carbono em ratos. *Indian Journal of Medical Research* 120:30-34.

Hujjatullah, S., e A.K. Baloch. 1970. Atividade Proteolítica de *Cucumis trigonus* Roxb. Extração, Atividade, Características. *Journal of Food Science* 35:276-278.

Jahandideh, M., H. H. Hajimehdipoor, S.A. Mortazavi, A. Dehpour, e G. Hassanzadeh. 2017. Avaliação da Atividade de Cura de Feridas de um Produto Herbal Composto Tradicional Usando Modelo de Ferida de Excisão de Rato. *Iranian Journal of Pharmaceutical Research* 16(Suppl):153-163.

Kalpana, P., e I.A.S. Shaikh Mohammed, Varsha Bagewadia, Shaikh Gazib. 2011. Atividade Hepatoprotetora de *Cucumis trigonus* Roxb. Fruta contra. *Journal of Pharmaceutical Research* 2:295-299.

Karan, M., e H. Vasisht K, SS. 1999. Atividade antihepatotóxica da Swertia chirata em tetracloreto de carbono induziu hepatotoxicidade em ratos. *Fitoterapia. Res* 24:24-30.

Karan, M., K. Vasisht, e S.S. Handa. 1999. Atividade antihepatotóxica da Swertia chirata em tetracloreto de carbono induziu hepatotoxicidade em ratos. *Pesquisa Fitoterápica* 13:24-30.

Khalili, M., e B. Burman. 2013. Doença do fígado". Em Hammer, GD; McPhee, SJ (eds.). Patofisiologia da Doença. *Uma Introdução à Medicina Clínica.*

Khuroo, e EM. 1981. Incidência e gravidade da hepatite viral na gravidez. *Am J Med.* 2:252-255.

Kirtikar, K., e B. Basu. 1999a. Plantas Medicinais Indianas. 1139-1140.

Kirtikar, K.R., e B.D. Basu. 1999b. Plantas Medicinais Indianas. International Book Distributors Book Sellers and Publishers, Deheradun. 1139-1140 pp.

Krawitt, e L. Edward. 2008. . "Características clínicas e tratamento da hepatite auto-imune". *World Journal of Gastroenterology* 21:3301-3305.

Kumar, S.S., e M. Kamaraj. 2011. Atividade antimicrobiana de *Cucumis anguria* L. pelo método de difusão de poço de ágar. *Botany Research International* 4:41-42.

Lee, e M. William. 2003. "Hepatotoxicidade induzida por drogas". *Journal of Medicine* 5:474-485.

Mailliard, M., e M. Sorrell. 2015. "Capítulo 363: Doença do Fígado Alcoólico". *Princípios da Medicina Interna.*

Malaguarnera, G., E. Cataudella, Giordano, M, Nunnari, G, Chisari, G, e M. Malaguarnera. 2012. "Hepatite tóxica em exposição ocupacional a solventes". *Journal of Gastroenterology.* 22:2756-2766.

Mali, A.M., e N.S. Chavan. 2013. In Vitro Studies in a Wild Cucurbit *Cucumis trigonus* Roxb. Em Departamento de Botânica. Universidade de Shivaji, Kolhapur, Maharastra, Índia.

Mallavarapu, R., e R.R. GR. 1979. Componentes químicos de algumas plantas de Cucurbitaceae. *J Chem* 417-419.

Manns, M.P., e A.W. Lohse, Vergani, Diego. 2015. "Hepatite auto-imune". *Journal of Hepatology* 1:S100-S111.

Medline, e mais. 2007. O nosso fígado é o maior órgão dentro do seu corpo. Ele ajuda seu corpo a digerir alimentos, armazenar energia e remover venenos. Hepatite é uma inflamação do fígado. *Recuperado* em 07-19.

Messori, A., e B. Badiani, Trippoli, Sabrina. 2015. "Achieving Sustained Virological Response in Hepatitis C Reduces the Long-Term Risk of Hepatocellular Carcinoma: An Updated Meta-Analysis Employing Relative and Absolute Outcome Measures". *Investigação Clínica de Medicamentos* 12:843-850.

Mitra, S., e S. Seshadri. 2000. Efeito do HD-03 - uma formulação herbal em. *J.Physiol. Pharmacol* 44:82-86.

Morton, J. 1987. Fruits of Warm Climates (Frutos de Climas Quentes). Em Florida Flair Book. 320-328.

Naik, V., e N. Agshikar. 1981. *Cucumis trigonus* Roxb. II. Atividade diurética. . *J. Ethnopharmacol.* 3:15-19.

Naik, V., Agshikar NV, e G. Abraham. 1980. Atividade analgésica e anti-inflamatória em extratos alcoólicos de *Cucumis trigonus* Roxburghii. Uma comunicação preliminar. *j Pharmacol* 52-56.

Naik, V., Agshikar NV, e G. Abraham. 1981. Atividade diurética de *Cucumis trigonus* Roxb. *J Etnopharmacol* 3:15-19.

Naik, V.R., N.V. Agshikar, e G.J. Abraham. 1980. Atividade analgésica e anti-inflamatória em extratos alcoólicos de *Cucumis trigonus* Roxburghii. Uma comunicação preliminar. *Farmacologia* 20:52-56.

Naik, V.R., N.V. Agshikar, e G.J. Abraham. 1981. *Cucumis trigonus* Roxb. II. Atividade diurética. *J Etnopharmacol* 3:15-19.

Nakamoto, Y., e S. Kaneko. 2003. "Mecanismos de hepatite viral induzidos por lesão hepática". *Medicina Molecular atual.* 6:537-544.

Naveena, B., e S. Mendiratta, Anjaneyulu, ASR. 2004. Tenderização da carne de búfalo utilizando protease vegetal de *Cucumis trigonus* Roxb(Kachri) e Zingiber officinale Roscoe (Ginger rhizome). *Meat Sci.* 363-369.

Nipanikar, S.U., S.S. Chitlange, e D. Nagore. 2017. Avaliação Farmacológica da Atividade Hepatoprotetora do AHPL/AYTAB/0613 em Modelos de Hepatotoxicidade induzida por Tetracloreto de Carbono, Etanol e Paracetamol em Ratos Albinos Wistar. *Res* 9:S41-S47 da *Pharmacognosy.*

Nirmal, S.A., G. Malwadkar, e R.B. Laware. 2007. Anthelmintic activity of *Pongamia glabra. Songklanakarin J Sci Technol* 29:755-777.

OCDE. 2001. Guidelines for Testing of chemical. In Guidelines 425, Acute Oral Toxicity-Up-and-Down Procedure.

Ogu, G., W. Tanimowo, P. Nwachukwu, e B. Igere. 2012. Avaliação antimicrobiana e fitoquímica da folha, casca do caule e extratos radiculares de Cyathula prostrata (L) Blume contra alguns patógenos humanos. *Journal of Intercultural Ethnopharmacology* 1:30-34.

Okuda, T., Y. Kimura, T. Yoshida, T. Hatano, H. Okuda, e S. Arichi. 1983. Estudos sobre as atividades dos taninos e compostos relacionados de plantas medicinais e drogas. I. Efeitos inibidores na peroxidação lipídica em mitocôndrias e microssomas do fígado. *Chem Pharm Bull (Tóquio)* 31:1625-1631.

Oudhia, e P. 2001. Ervas daninhas comuns de arroz usadas pelos agricultores de Chhattisgarh para os primeiros socorros.

Oudhia, P. 2001. Ervas daninhas comuns de arroz usadas pelos agricultores de Chhattisgarh para os primeiros socorros. *Agricultural Science Digest* 21:273-274.

Panda, S.P., A.K. Sarangi, e U.P. Panigrahy. 2008. Isolamento de cucurbitacina-B de *cucumis calosus* e seu efeito hipoglicêmico em enterócitos isolados de ratos. *International Journal of Pharmacy and Pharmaceutical Sciences* 10:123-129.

Pareek, A., A. Godavarthi, R. Issarani, e B.P. Nagori. 2013. Atividade antioxidante e hepatoprotetora da Fagonia schweinfurthii (Hadidi) extrato de Hadidi em tetracloreto de carbono induziu hepatotoxicidade na linha celular HepG2 e em ratos. *J Ethnopharmacol* 150:973-981.

Patil, K., S. Mohammedimtiaz, A. Singh, V. Bagewadi, e S. Gazi. 2011. Atividade Hepatoprotetora de *Cucumis trigonus* Roxb. Fruitagainst CCl4 Induz os Danos Hepáticos em Ratos. *Iranian Journal of Pharmaceutical Research* 10:295-299.

Pratima, H. 2019. Antioxidante e Atividade Antibacteriana do Extrato Alcalóide de *Cucumis trigonus* Roxb. *International Journal of Pharmacy and Pharmaceutical Sciences* 11:44-48.

Pratt, D., e M. Kaplan. 2000. "Avaliação de resultados de enzimas hepáticas anormais em pacientes assintomáticos". *Journal of Medicine* 17:1266-1271.

Purnima, K.B.C., e V. AHM. 2010. Atividade antiurolítica e antioxidante de Mimusops elengi em urolitíase induzida por etilenoglicol em ratos. *Jornal Indiano de Farmacologia* 6:380-383.

Raju, A.K., B.S. Unger, K.k. Hullatti, e M. Telagari. 2015. Avaliação da atividade antiasmática do extrato hidroalcoólico de *Citrullus colocynths* e frutos de *Cucumis trigonus*. *J App Pharm Sci* 5:126-130.

Rosen, H., e R. 2011. "Prática clínica". Infecção crónica por hepatite C". *Journal of Medicine* 25:2429-2438.

Rosidah, P.A.Z. Hasibuan, G. Haro, P. Masri, e D. Satria. 2018. Atividade antioxidante de frações alcalóides de *Zanthoxylum acanthopodium* DC. frutas com ensaio de 1,1-difenil-2-picrylhydrazyl. *J Pharma Clin Res* 11:33-34.

Rutherford, A., e J. Dienstag. 2016. "Capítulo 40: Hepatite Viral". Em Greenberger, NJ; Blumberg, RS; Burakoff, R (eds.). *McGraw-Hill*

Salahuddin, M., e S. Jalalpure. 2010a. Atividade antidiabética do extrato aquoso de *Cucumis trigonus* Roxb em ratos diabéticos induzidos por estreptozotocina. *J Etnopharmacol,* 2:565-567.

Salahuddin, M., e S.S. Jalalpure. 2010b. Atividade antidiabética do extrato aquoso de *Cucumis trigonus* Roxb. em ratos diabéticos induzidos por estreptozotocina. *J Etnopharmacol* 127:565-567.

Shankar, S.K., e V.H. Mulimani. 2007. Produção de alfa-galactosidase por Aspergillus oryzae em fermentação em estado sólido. *Bioresour Technol* 98:958-961.

Sharma, S., J. Dwivedi, e S. Paliwal. 2012. Avaliação das propriedades antiácidas e carminativas de Cucumis sativus sob condições simuladas. *Der Pharmacia Lettre* 4:234-239.

Shirwaikar, A., K. Rajendran, e R. Barik. 2006. Efeito do extrato aquoso de casca de Garuga pinnata Roxb. em estreptozotocina - nicotinamida induzida por diabetes mellitus tipo II. *J Ethnopharmacol* 107:285-290.

Singh, S., M.H. Murad, Chandar, Apoorva K, Bongiorno, Connie M, Singal, Ashwani K. Atkinson, Stephen R. Thursz, Mark R., R. Loomba, e V.H. Shah. 2015. "Comparative Effectiveness of Pharmacological Interventions for Severe Alcoholic Hepatitis" (Eficácia Comparativa das Intervenções Farmacológicas para a Hepatite Alcoólica Grave): Uma Revisão Sistemática e Meta-análise da Rede". *Gastroenterologia* 4:958-970.

Smedile, A., e e. al. 1981. Infecção com o agente delta em portadores crónicos de HBsAg. *Gastroenterologia* 6:992-997.

Suk, K.T., e D.J. Kim. 2012. "Lesão hepática induzida por drogas: presente e futuro". *Hepatologia Clínica e Molecular* 3:249-257.

Teckman, e H. Jeffrey. 2013. "Doença hepática na Deficiência de Antitripsina Alfa-1: Compreensão Atual e Terapia do Futuro". *Journal of Chronic Obstructive Pulmonary Disease* 1:35-43.

Teufel, A., e K. Galle PR, S. 2009. "Update on autoimmune hepatitis". *Journal of Gastroenterology.* 9:1035-1041.

Thippeswamy, B., Thakker SP, e K.G. Tubachi S, Netra MK, Patil U, Desai S, Gavimath CC & Veerapur VP,. 2009. Efeito cardioprotetor de *Cucumis trigonus* Roxb em infarto do miocárdio induzido por isoproterenol em ratos. *J Pharmacol Toxicol* 2:29-37.

Thippeswamy, B.S., S.P. Thakker, S. Tubachi, G.A. Kalyani, M.K. Netra, U. Patil, S. Desai, C.C. Gavimath, e V. Veerapur. 2009. Efeito cardioprotetor do *Cucumis trigonus* Roxb em infarto do miocárdio induzido por isoproterenol em ratos. *American Journal of Pharmacology and Toxicology* 4:29-37.

Tran, Q.L., I.K. Adnyana, Y. Tezuka, T. Nagaoka, Q.K. Tran, e S. Kadota. 2001. Triterpene saponins do ginseng vietnamita (Panax vietnamensis) e sua atividade hepatocitoprotetora. *J Nat Prod* 64:456-461.

Ulubelen, A., e C.B. Baytop T. 1976. Identificação de compostos esteroidais e triterpénicos de *Cucumis trigonus*. 2:144-145.

Ulubelen, A., T. Baytop, e B. Cubukcu. 1976. Identificação de compostos esteroidais e triterpénicos de *Cucumis trigonus*. *Planta Med* 30:144-145.

Umamaheswari, M., e T. Chatterjee. 2008. Atividades antioxidantes in vitro das frações de extrato de folhas de Coccinia grandis L. *J Tradit Complement Altern Med.* 1:61-73.

Venkateswaran, s., e L. Pari. 1997. Efeito protetor do Livex, formulação herbal contra a hepatotoxicidade induzida por eritromicinestolate em ratos. *J. Ethnopharmacol* 57:161-167.

Vijayan, P., H.C. Prashanth, P. Vijayaraj, S.A. Dhanaraj, S. Badami, e B. Suresh. 2008. Efeito Hepatoprotetor da Fração Alcalóide Total de Folhas de Solanum pseudocapsicum. *Biologia Farmacêutica* 41:443-448.

Villar, L., e H. Cruz, Barbosa, JR, Bezerra, CS, Portilho, MM, Scalioni Lde P. 2015. "Atualização no diagnóstico do vírus da hepatite B e C". *World Journal of Virology* 4:323-342.

Vishwakarma, V.K., J.K. Gupta, e P.K. Upadhyay. 2017. Importância farmacológica de Cucumis Melo L.: Uma visão geral. *Asian Journal of Pharmaceutical and Clinical Research* 10:8-12.

Voise, e Nathan. 2011. "Advisory Committee on Immunization Practices (ACIP) of the Centers for Disease Control and Prevention". Um tiro na prevenção da hepatite". *J Am Osteopath Assoc* 6:S13-S16.

Wang, H., M. Naghavi, C. Allen, R.M. Barber, Z.A. Bhutta, A. Carter, D.C. Casey, F.J. Charlson, A.Z. Chen, M.M. Coates, Megan, L. Dandona, D.J. Dicker, H.E. Erskine, e F. 2015. "Global, regional and national life expectancy, all-cause mortality, and cause-specific mortality for 249 causes of death, 1980-2015: a systematic analysis for the Global Burden of Disease Study 2015". *A Lanceta.* 1459-1544.

Wisplinghoff, H., e D. Appleton. 2008. "Infecções Bacterianas do Fígado". *Birkhauser* 143-160.

Xiong, X., W. Chen, J. Cui, S. Yi, Z. Zhang, e K. Li. 2003. Efeitos do ácido ursólico na protecção do fígado e secreção biliar. *Journal of Chinese Medicinal Materials* 26:578-581.

Yoon, H.J., e B.S. Cha. 2014. Patogénese e abordagens terapêuticas para doenças hepáticas gordurosas não-alcoólicas. *Mundo J Hepatol* 6:800-811.

More
Books!

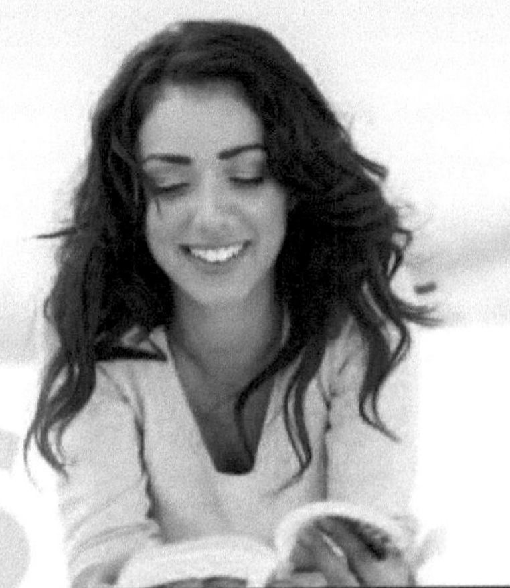

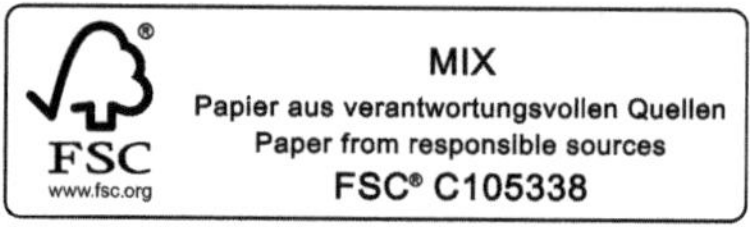